朝昼夕1分、誰でもすぐできる！

あなたの人生を変える
睡眠の法則2.0

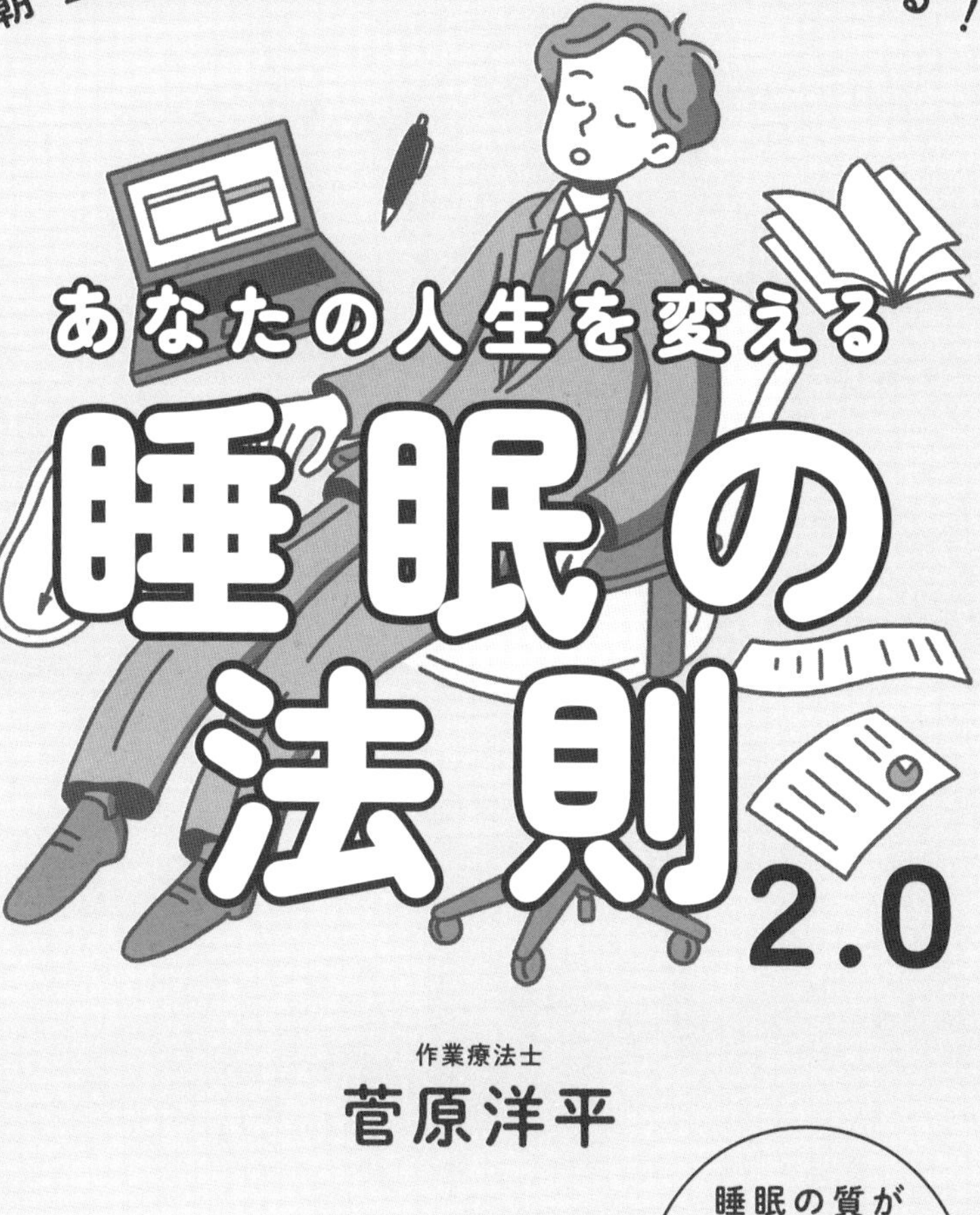

作業療法士
菅原洋平

睡眠の質がよくなると、面白いほどやる気が湧き上がる！

自由国民社

はじめに

〈人生を変える科学的な法則がある〉

睡眠には特に悩んでいない。そんなあなたでも、こんなことはありませんか？

朝イライラする、昼間ウトウトしてしまう、いつも体調が冴えない、仕事の効率が上がらない、毎日頑張っているのに、なんだかうまくいかない。でも、忙しいから新しいことを始めるのはムリ…。

そんなあなたに、ぜひ知っていただきたい科学的な法則があります。

誰でも毎日必ず行い、一生行う最も身近な作業である睡眠。この生理的な現象を最大限に活用する。これこそが、**一番手軽で、しかも効果的にやる気を引き出す法**

則です。

私の職業は、作業療法士です。

作業療法士とは、リハビリテーションの専門職です。病気や事故で、今までの生活をおくることが難しくなった方々が、再び自分らしく生活していくためのお手伝いをします。

作業療法士の仕事は、人をやる気にさせることがすべて、と言っても過言ではありません。あらゆる方法を用いて、やる気を引き出していきます。

さて、あなたは、自分をやる気にさせるために、どんな方法を用いていますか？

- **人に会って刺激をもらう**
- **ご褒美を設ける**
- **どんな仕事にも締め切りを設ける**

などの方法を実践されている人は、多いと思います。

ただ、どこか無理に頑張っている感じがありませんか？

やる気を出すためにやるべきことがあって、それをやめてしまうと、パタッとやる気がなくなってしまいそう。

一方で、これからお話しする**睡眠の法則なら、毎日生活しているだけで、自分の内側から自然にやる気が湧き起こってきます。**

やる気が起こるには、条件があります。脳がしっかり目覚めていることと、脳の中の記憶が整理されていることです。この2つの条件を満たすのが睡眠です。

ただし、ただ眠っているだけではダメなのです。睡眠の質が悪いと、やる気は湧き起こりません。

ここで、あなたの睡眠の質を知るための質問があります。

就寝前に、あくびが出るほどの強い眠気がありますか？

もし、それほど眠気はない、「眠いから眠る」のではなく「そろそろ眠る時間だから眠る」という感じならば、あなたの睡眠の質は、まだまだ高めることができます。

では、**睡眠の質を上げる**にはどうすれば良いでしょうか。

答えは、昼間の行動にあります。脳と体が刻むリズムを知り、そのリズムを使いこなすのです。

私たちは、子どものころから睡眠について学ぶ経験がありませんし、脳や体のことについて学ぶ機会も少ないです。本書では、睡眠やその背景となる生体リズムについてお話しします。そして、**睡眠のリズムを活用する３つの法則「起床から４時間以内に光を見て、６時間後に目を閉じ、11時間後に姿勢を良くする」**をご紹介します。

私が、患者さんやセミナーに参加された方々にお話をすると、皆さん「面白い！」という反応をされます。そしてセミナー後には、「睡眠を自分で変えられるとは思わなかった」「誰でもできるのでみんなに話したい」「業務中の眠気が減りそうです」など、とても前向きな感想をいただきます。

あなたも、本書を読み進めていただければ、「私の体って面白い！」と感じられるはずです。

今の生活スタイルを、大きく変える必要はありません。やる気の科学的なメカニズムと、睡眠の法則を知り、「**面白いから、やってみよう！**」と、取り入れていただければ、あなたも、自然に内側からやる気が湧き上がるようになれるのです。

それでは、あなたの人生を変える睡眠の法則を、一緒に学んでいきましょう。

睡眠の法則2.0に寄せて

２０１２年に『あなたの人生を変える睡眠の法則』を出版させていただき、多くの方々から反響をいただきました。その後、働く人たちの睡眠改善に取り組み、10年間の活動を通して、睡眠の法則はより具体的に、使い勝手のよい法則へと進化してきました。

この度、新版として「睡眠の法則2.0」を出版させていただくこととなりました。出版社の方々、読者の方々に感謝するとともに、改定箇所についてお話しします。

睡眠の法則では、「起床から4時間以内に光を見て、6時間後に目を閉じ、11時間後に姿勢を良くする」という4―6―11を各5分ごと行うことを提唱しました。ただ、実際の生活では、5分の時間をとることが難しいことも多いです。

それに対して、臨床実験や他分野の知見を使って検証していった結果、朝は外の光ならば1分、昼に1分間だけ目を閉じる、夕方に1分間でスクワットを10回行うという、**それぞれ1分の行動でも睡眠改善が可能である**ことがわかりました。

睡眠の法則は、メラトニンリズム、睡眠―覚醒リズム、深部体温リズムという3つの生体リズムを整えるポイントを日常生活に割り当ててつくられています。これら各リズムについて、新たな知見が得られた点を改定しています。

◎メラトニンリズム

「目覚めたら窓から1m以内に入る」という行為は、メラトニンを減らしますが、個人差があります。

網膜にある9つの受容体のうち、OPN4は生体リズムに特化した受容体で、これを多く持つ人は朝の光と夜の暗さをつくることで睡眠が整いやすいです。近年は、唾液をとるだけでも簡易的に遺伝子検査をすることができ、自分がOPN4を多く有しているかを調べることができます。

◎睡眠―覚醒リズム

「起床6時間後に目を閉じる」という行為は、睡眠―覚醒リズムを能動的に扱う計画仮眠です。

生体リズムの最高中枢である視交叉上核により、朝の光でリズムがスタートするわけですが、計画仮眠を使って、絶対に眠らない時間帯と絶対に眠る時間帯を固定する方法で、光とは関係なく睡眠が改善する人が多く見られました。

睡眠のメカニズムを説明する「2プロセスモデル」が2016年に大幅に改定されています。睡眠―覚醒リズムは、生体リズムの最高中枢である視交叉上核とは異なる仕組みで働き、視交叉上核に逆に情報を伝えて影響を与えることもあると考えられています。

体内時計の長さも25時間と考えられていましたが、日本人は24・2時間が平均で、個人によってかなり異なることが明らかになっています。

◎深部体温リズム

「起床11時間後に姿勢を良くする」という行為は、ミトコンドリアを増やし、深部体温リズムを強調します。

1分でできる低強度高頻度の運動が、生体リズムだけでなく、脳機能の向上にも役立つ知見が多く得られています。

睡眠の法則は、眠る前ではなく、昼間に目を向けてもらうことを目的として執筆しました。この10年で、睡眠改善は眠る前に取り組むことではなく、朝起きたときから取り組めることだという認識が定着したように感じます。

一方で、生体リズムをさらに使いこなすために、眠る前にできることもたくさんあります。睡眠の法則2.0では、それらの具体的な行為も大幅に追加して、みなさんの長い人生を一緒に歩める内容になっています。

目次

第3章　朝1分―光の法則

第7章 「考え事でどうしても眠れない」を減らす方法……201

図1：記憶に関する脳の図

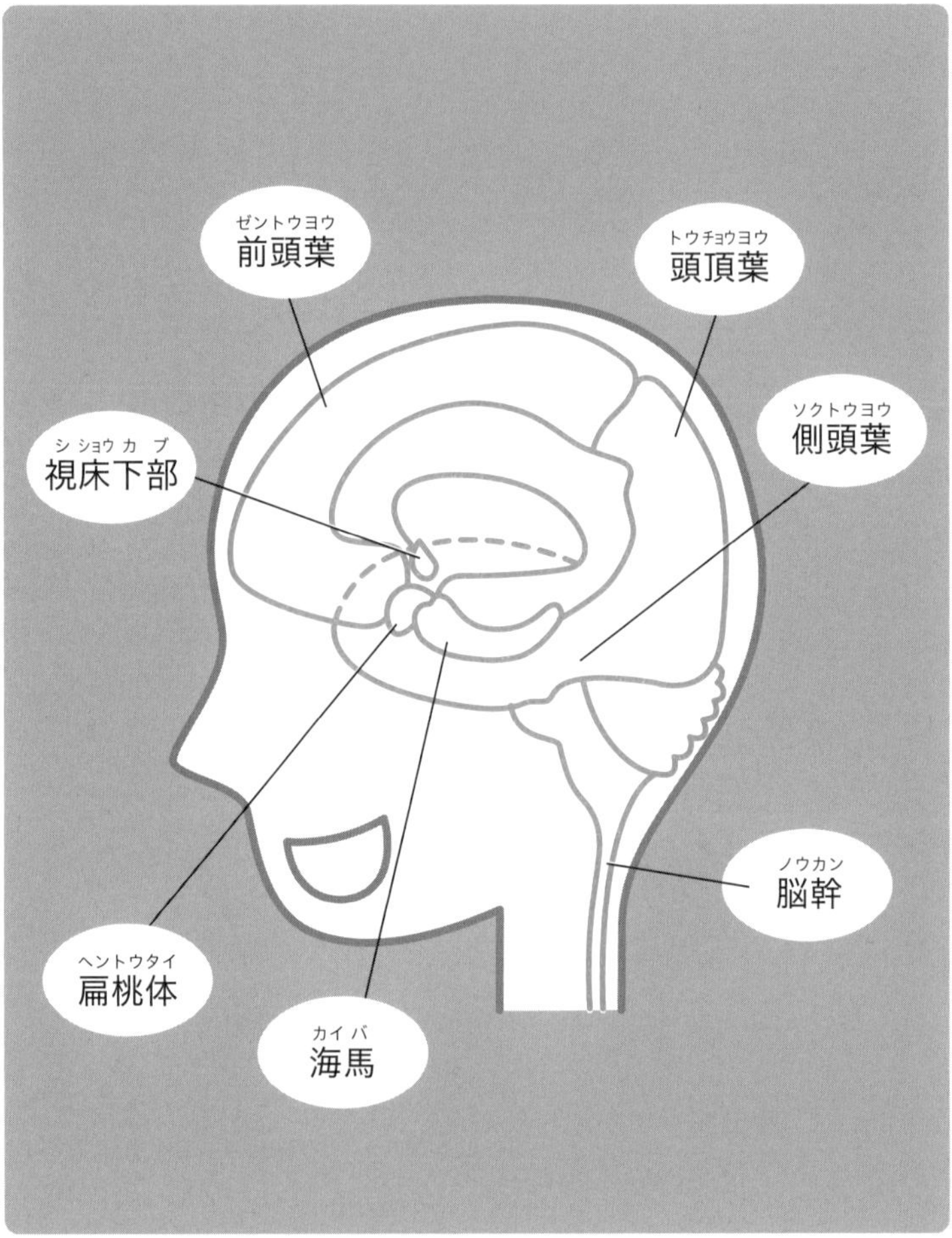

第1章

やる気にはメカニズムがある

脳がやる気になるシチュエーションとは

私たちの脳には、やる気になる条件があります。やる気が出ないのは、自分の性格や気分の問題ではなく、脳がやる気になる条件を満たしていないことが原因です。

脳がやる気になる条件、それは、これから取り組む課題が、**「50％はうまくいく保障がされていて、残り50％はやってみなければわからない冒険」**に設定されているということです。

この「安全50％と冒険50％」の設定を、自分の脳に対してうまくつくることができれば、脳のやる気を引き出すことができます。

まずは普段の自分の行動を振り返ってみましょう。

初めての人と初めての仕事をするとき、あなたは次のうちどちらの行動を選択しますか？

Ａ：いつもより早起きをして特別な朝食をとって、新しい服を着て臨む

Ｂ：いつも通りの時間に起きて、いつも通りの食事をとっていつも通りの服を着て臨む

脳がやる気になるのは、Ｂの行動です。

Ａは、気合が入っているようですが、**脳が過剰に興奮**しています。危機状態を乗り切るために、自律神経の交感神経活動を過剰に働かせて血圧や心拍数を高めています。交感神経活動が過剰になると、視野が狭くなり、考えの切り替えが難しくなるので、普段は絶対に侵さないようなミスをすることがあります。例えば、プレゼンの資料が見つけ出せなかったり、相手の名前を忘れてしまったりといった、顔が青ざめるようなミスです。

このとき脳は、一体何に対して「危機状態だ」と反応しているのか、というと、その対象は「新しい課題」です。仕事で新しい課題に臨む冒険の設定になっているのに、日常生活まで新しい服を着るなどを加えたので、**１００％冒険の設定**がつくられてしまったのです。

課題の中で「冒険」の要素が多くなりすぎると、交感神経活動が高まります。瞬発力が高まるので、一時的に高い能力を発揮することができるのですが、交感神経は大量のエネルギーを消費するので疲弊しやすく、**あるとき突然、パタッとやる気がなくなってしまいます。**

では、次の場面ではどうでしょうか。

毎日同じメンバーと同じ作業の繰り返しをするとき、あなたはどちらの行動を選択しますか？

A：いつもより早起きをして特別な朝食をとって、新しい服を着て臨む

B：いつも通りの時間に起きて、いつも通りの食事をとっていつも通りの服を着て臨む

脳がやる気になるのは、Ａの設定です。

Ｂは、変化が起こらないのでトラブルが起こらない安全な設定ですが、先が見えている安全な設定で満たされ過ぎると、自律神経の背側迷走神経系《はいそくめいそうしんけいけい》の働きにより、代謝率が下げられて、最低限の生命維持活動が優先されます。すると、食事や入浴など、基本的な日常の行動までも面倒くさく感じられたり、人に会うなどペースを乱されるような場面に遭遇するのを避けるようになります。このやる気のなさは、仕事と日常生活で、**１００％安全な設定**がつくられてしまったことが原因です。

つまり脳は、冒険し過ぎても安全過ぎてもやる気を失ってしまうのです。

この条件設定は、心理学の分野では、心理学者レフ・ヴィゴツキーによって提唱された「発達の最近接領域」、神経生理学の分野では、ステファン・W・ポージェスによって提唱された「ポリヴェーガル理論」が基になっています。

図２：発達の最近接領域

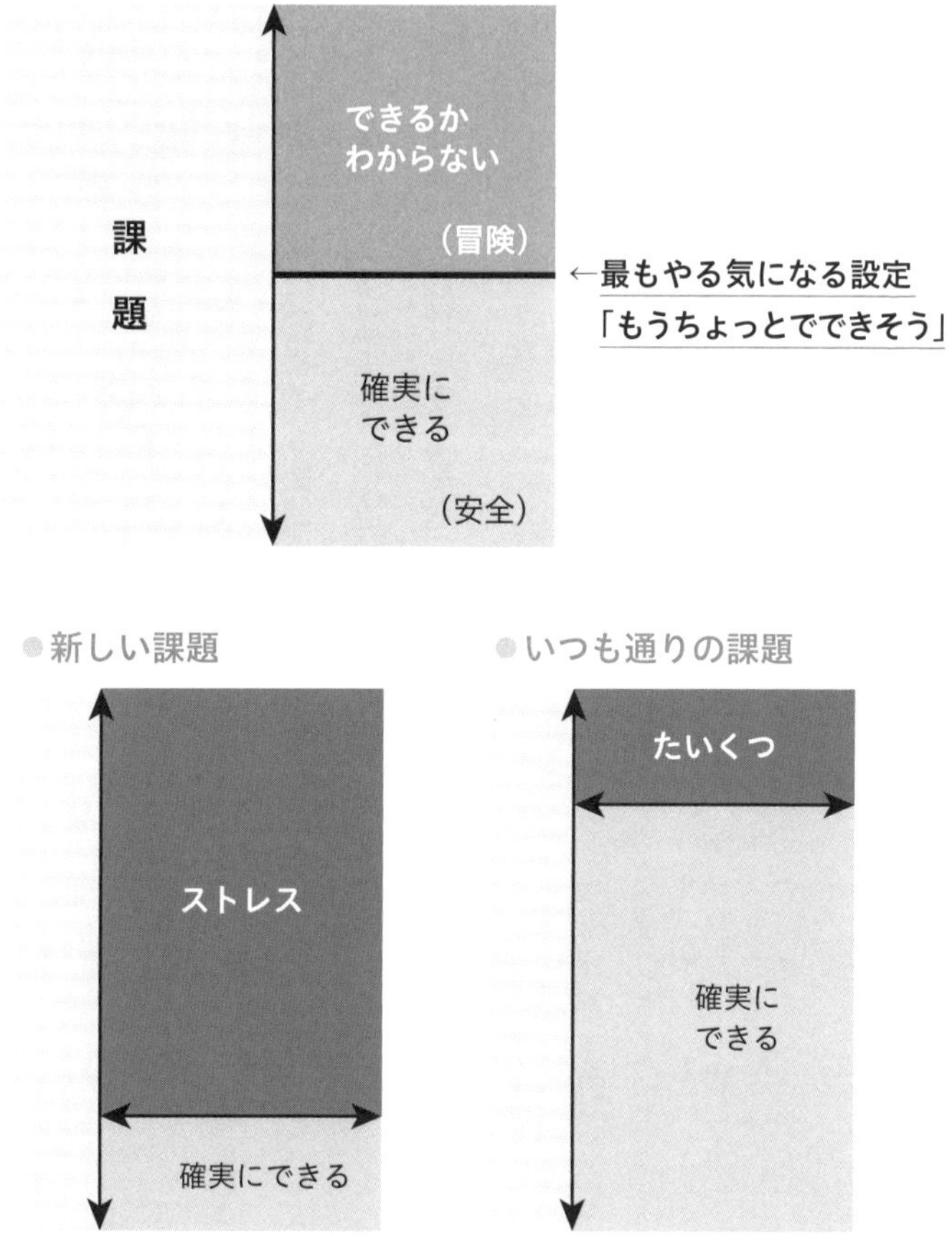
課題
できるか
わからない
（冒険）
←最もやる気になる設定
「もうちょっとでできそう」
確実に
できる
（安全）
新しい課題
ストレス
確実にできる
いつも通りの課題
たいくつ
確実に
できる

「もうちょっとでできそう」の設定でやる気になる

面倒くさいと思っていた作業も、作業が進んで終わりが見えてくるとやる気になることがあります。作業をしていると、その作業で得られた感覚を元に動作が修正されていき、「だんだんわかってきた」という状態がつくられます。

未知の課題の中の、既知の割合が増えていき、それが50％になったところで、「もうちょっとでできそう」という課題設定になります。この「もうちょっとででできそう」という設定で、自分の脳をやる気にさせることができます。ですから、この設定を最初からつくればよいのです。

とは言っても、仕事上の課題は自分で決められることばかりではありません。これまでの経験が通用しない新規事業に取り組んだり、人事異動でまったくわからない分野の仕事をしなければならないこともあります。

反対に、毎日毎日、単純な作業を繰り返さなければならないこともあります。

私たちは、こうした社会の都合に合わせつつも、自分の脳がやる気になる設定をつくらなければならないわけです。

ここで質問です。

これまで自分をやる気にさせるのに、どんな方法を使ってきましたか？

自分にご褒美を設ける人もいるかもしれません。

ご褒美を用いるのは、ドーパミンが行動を強化する仕組みを使った方法です。ドーパミンが増えると、その行動は強化されて、またやるようになる。これを利用して、自分にご褒美をあげて、また作業するように仕向ける方法です。

実は、この方法では、脳はやる気になりません。

脳の中では、ご褒美が予告されたときにドーパミンが増えます。そして、ご褒美をもらえたときにはもうドーパミンは増えません。すると、「ご褒美を設ける」という行動が強化されてしまい、「終わったら何しようかなぁ」ということばかり考えるようになってしまいます。

やる気を出すのにご褒美が使えるのは、予想していなかった場合だけです。予告なしにご褒美をもらったときだけがやる気になり、あらかじめご褒美を設けた場合は、やる気を出すのに役に立たないのです。

本書では、ご褒美ではなく、もっと根本的に脳がやる気になる方法を用います。脳には、自身をやる気にさせる仕組みが備わっているのです。

その仕組みとは、記憶の仕組みです。

50％の安全は、睡眠中につくられる

「眠る前は明日やらなきゃいけないことがあって嫌だなと思っていたけれど、朝起きたらすんなり作業できた」

学生時代の宿題や、仕事の資料作りなどで、こんな経験をしたことがありませんか？

この場合、やる気を出すために何もしていません。ただ、眠っていただけです。でも、眠ることによって、眠る前とは何かが変わるということは、誰しも経験があると思います。眠っているうちに、脳の働きによって記憶が変わっているのです。

最近は、睡眠と記憶の関係を明らかにする報告がどんどん出ていて、睡眠中にも脳が働いているという認識は、一般的なものになりつつあります。「朝になったらすんなりやれた」という経験を裏付ける科学的根拠が出そろってているのです。

では、脳がどんな作業をして、自身をやる気にさせているのかを見てみましょう。

記憶の仕組みには、「**2段階モデル**」という有名なモデルがあります。記憶を司る脳の場所は、海馬と大脳の側頭葉にあります。海馬は、物事をすぐに覚えますが忘れやすいです。大脳の側頭葉は、物事をすぐに覚える役割を持っていませんが、

図３：記憶の２段階モデル

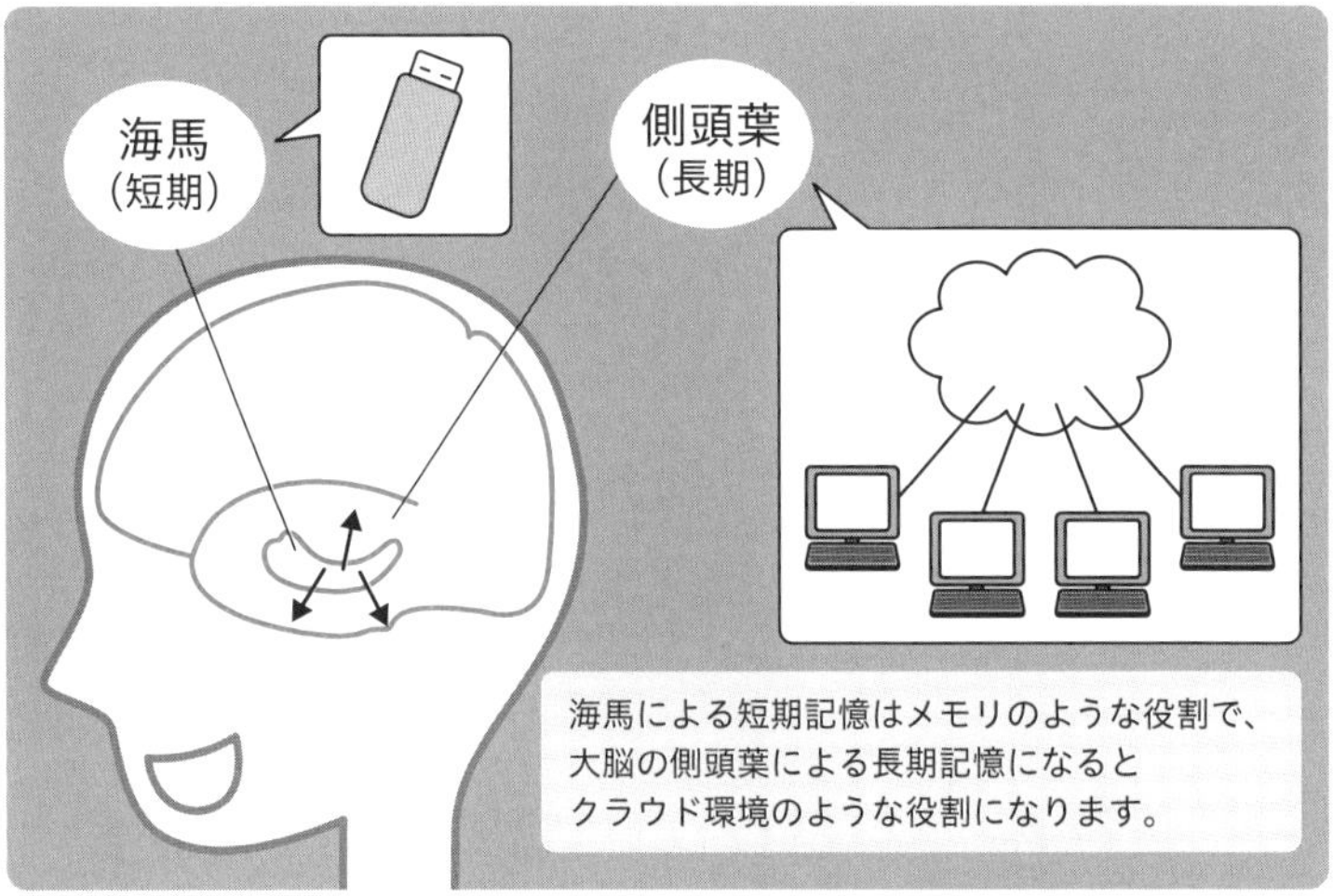
海馬
(短期)
側頭葉
(長期)
海馬による短期記憶はメモリのような役割で、
大脳の側頭葉による長期記憶になると
クラウド環境のような役割になります。

覚えたことは忘れにくいです。

私たちが、目覚めている間に体験したことは、まず、覚えやすい海馬が記憶します。そして、記憶が消えてしまわないうちに、大脳の側頭葉に移します。このプロセスを「２段階モデル」と呼びます。

この２段階目にあたる、海馬から大脳の側頭葉に記憶を移す作業が、睡眠中に行われています。これが、脳が自身をやる気にさせている仕組みです。

大脳に記憶が送られると、要素別に分解され、それぞれ関連した記憶につながってネットワークが形成されます。1つの記憶をとどめておくには大きな容量が必要ですが、ネットワーク上に要素が散らばっていて必要なときに再集結して思い出すのならば、使用する容量を減らし空き容量を増やすことができます。これで、新しいことを覚えることができる余裕がつくられます。

さらに睡眠中の作業により、起きているときには解けなかった問題が解ける「ひらめき」が起こることがあります。ひらめきは、一見、無関係な分野の情報同士が結びついたときに生まれます。脳内のネットワーク上に散らばった情報が再集結する際に、覚えたときとは異なる情報も加わることがあるので、記憶が質的に変化するのです。

こうした**睡眠中の情報処理によって、前日の経験は「未来の予測に使える記憶」に作り変えられます**。これで見通しが立たない冒険の中で、すでに知っていることの割合が増えて、「わかってきた」「もうちょっとでできそう」という設定が出来上がるのです。

どんな状況に置かれても、眠ればなんとかなる、という感じがしてきますね。

ところが、睡眠の質が悪いと、記憶の整理に必要な作業が行われないことがあります。ただ眠れば脳がやる気になるわけではないのです。

脳をやる気にさせるには、睡眠の質を高める必要があります。

では、睡眠の質を高める方法と言われると、どんなことが思い浮かびますか？

眠る前の過ごし方やサプリメント、快眠アプリやマットレスが思い浮かぶかもしれません。これらの方法を用いて、睡眠の質は上がりましたか？　もし、いまいち効果を感じられなかったならば、発想を変えてみましょう。

これらの方法の共通点は、すべて眠る時間に着目していることです。

実は、**質の良い睡眠に重要なのは、夜ではなく、昼間の過ごし方なのです。**

睡眠の質を高める2つの仕組み

ここまでのお話を整理すると、脳は、安全50%、冒険50%の「もうちょっとでできそう」という設定でやる気になる。「もうちょっとでできそう」の設定は、睡眠中の記憶の整理でつくられる。そして、記憶の整理には、質の高い睡眠が必要、ということでした。

睡眠の質を高めるには、普遍的な法則があります。この法則を覚えてしまえば、世の中にあふれる快眠法の情報に翻弄させることなく、すべてを自分で理解して、自分にあったやり方で利用することができるようになります。

睡眠を知るには、**生体リズムとホメオスタシス**という2つの仕組みを押さえましょう。

図４：ヒトの体温―ホメオスタシスと生体リズムによる変化

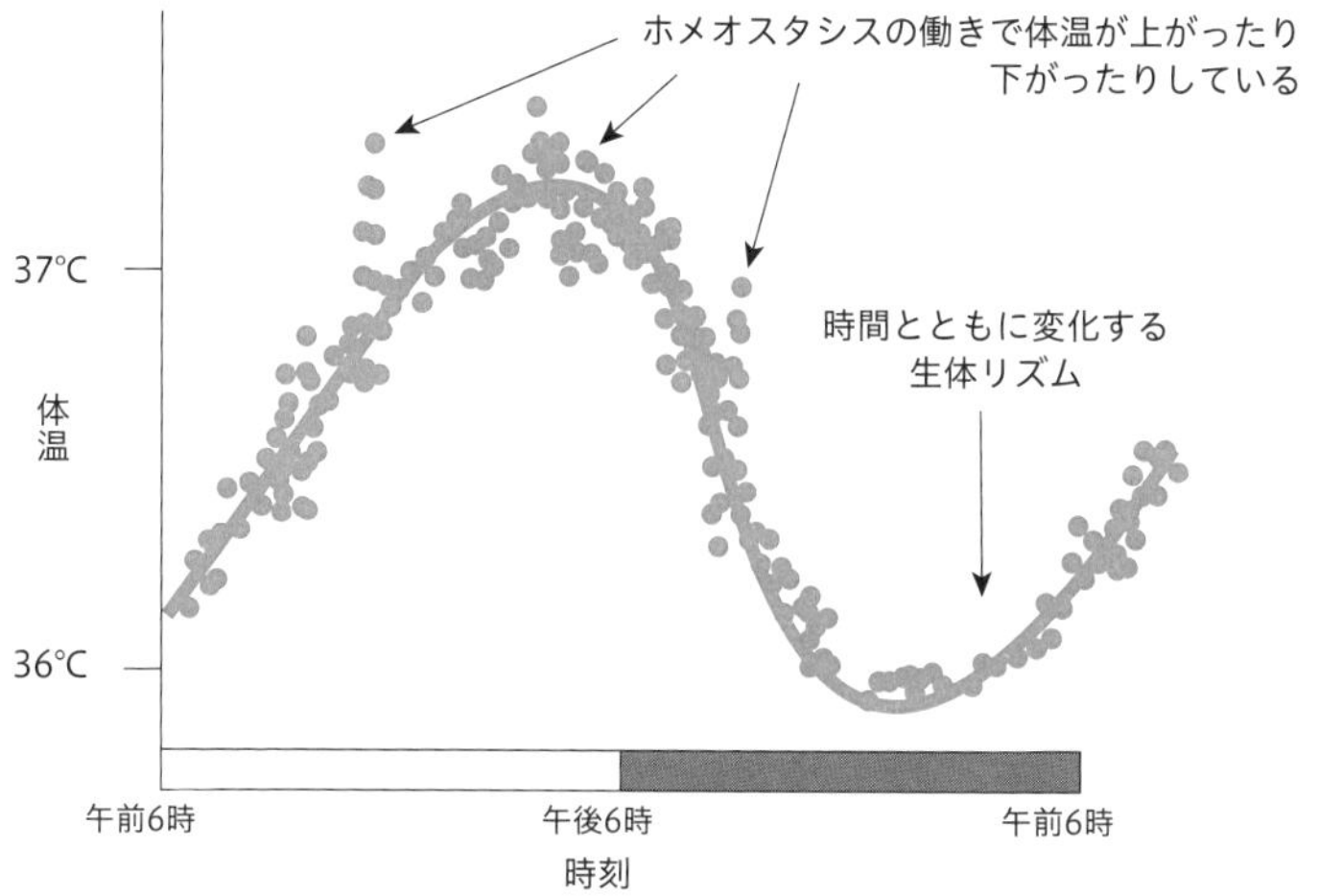

生体リズムとは、私たちの脳と体を形作る細胞が時間とともに刻むリズムです。睡眠はもちろん、日中の仕事がはかどるかどうかも、この生体リズムの影響を受けています。

ホメオスタシスとは、体の内外の変化に合わせて、体の中の環境を一定に保つ働きです。生体リズムが体の中のシステムだとすると、ホメオスタシスは、体の外の環境と体の中の環境を調整するシステムです。

この２つの仕組みがわかりやすく表れている体温調節の例を見てみましょう。図４をご覧ください。点で示されているように、外界の気温に合わせて体温は上がったり下がったりして、基準を保とうとしています。これがホメオスタシスの働きです。そして、それらの点の中央値をとるように実線で描かれているのが、生体リズムです。体温の基準そのものが、時間によって変動していることがわかります。

この2つの仕組みは、あらゆる生理現象で観察することができます。その最も観察しやすい現象が、睡眠です。

例えば、日中にたくさん動いて疲れ切ったら夜に眠くなるということがあります。活動した分だけ休息するというように、体の環境を一定に保つホメオスタシスの表れです。しかし、これだけでは毎日疲れ切らないと眠れなくなってしまいますよね。実際には、いつも眠る時間帯になったら自然に眠くなるということもあるはずです。これが生体リズムの表れです。

眠りに悩む人は、ホメオスタシスだけに注目してしまう傾向があります。寝つきが悪くなると、昼間に過度に運動をしたり、動画を見続けて脳や体を極端に疲れさせようとするのです。しかし、この方法では眠りは改善しません。**ホメオスタシスは、生体リズムの波をつくってこそ機能します。**

ホメオスタシスは、その場の状況に応じて対応する後手のシステムですが、生体リズムは、これから脳と体がどんな状態になるのかを決める先手のシステムです。

生体リズムは、いわば未来を変えるツールです。

本書の目的は、この生体リズムの仕組みを知り、これから起こる脳と体の変化を先読みして行動することで、睡眠の質を変え、自然にやる気になる脳をつくり出すことです。

睡眠を司る3つのリズム

本書では、日常生活で使いやすい3つの生体リズムを取り扱います。

メラトニンリズム
睡眠―覚醒リズム
深部体温リズム

メラトニンとは、光と強く関係する物質です。原料は、納豆などの大豆製品に多く含まれる、トリプトファン（必須アミノ酸）で、脳内でセロトニンに変わった後、メラトニンに変化します。

メラトニンは、光を感知すると減少し、夜間になり暗くなると増加するという特徴を持っています。睡眠を誘発する作用がありますが、眠るために分泌されるというよりは、外界の朝と夜と体内の朝と夜のタイミングを合わせる役割をしていると考えられています。また、細胞が酸素に反応して発生する活性酸素を除去する抗酸化作用や性腺機能を抑制する作用など様々な働きがあり、いまだ不明な点も多い物質です。

メラトニンリズムは、目覚めてから強い光を感知すると減り、その約16時間後に増加します。朝強く減らすほど夜の分泌量が増え、夜の量を増やすほど朝は減りやすくなります。

睡眠―覚醒リズムとは、目覚めた時点から脳脊髄液に蓄積していく睡眠物質によってつくられると考えられている、脳の働きを管理するシステムです。

睡眠物質は、プロスタグランディンD_2など複数候補が考えられていて、目覚めている時間が長いほど蓄積していき、脳を目覚めさせている仕組みを阻害することによって睡眠を誘発しています。

１日のうちで、**脳が眠くなる時間帯は２回**あります。**起床８時間後と22時間後**です。起きている時間と眠っている時間を固定するほど、このリズムは強調され、日中ははっきりと覚醒し、夜は深く眠るようになります。

深部体温リズムとは、体の内部の温度が変化するリズムです。深部体温とは、普段私たちが体温計で計測する表面体温とは異なり、体の内部の温度で表面体温より1℃ほど高いです。

体の内部の温度なので、食事をとったり運動をすることで体温が高まりますが、絶食にしたり、絶対安静にしていても深部体温が上がる時間帯があることから、行動要因だけでなく、生体リズムの影響を受けていることがわかっています。**深部体温は、起床から11時間後に最も高くなり、22時間後に最も低くなります。**最高体温が高くなるほど、夜に向かって体温が下がりやすく睡眠が深くなります。

これら3つのリズムは、それぞれ次ページの図のような関係を形成しています。メラトニンリズムは、外界（光を感知する時間）に直接影響を受けるので、「外的リズム」と呼ばれています。それに対して、外界の影響を直接受けない睡眠—覚

図５：３つの生体リズムの関係

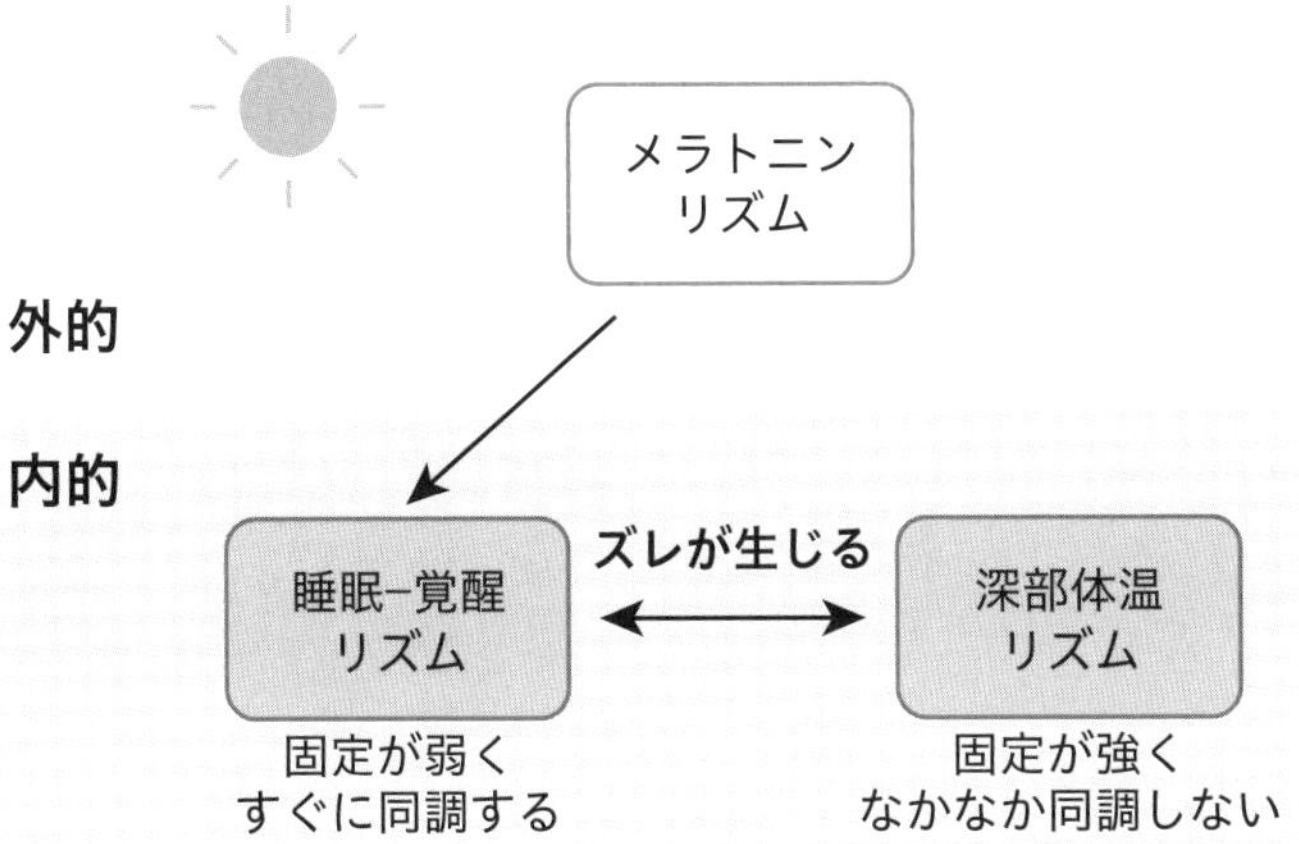

醒リズムと深部体温リズムは、「内的リズム」と呼ばれます。

ヒトの体内時計は、24時間きっかりではなく、それより短い人も長い人もいます（日本人を対象とした実験では、平均24・2時間と算出されています）。異なる体内時計を持つ人が同じ社会時間で生活するには、1日のスタートがそろう必要があります。メラトニンリズムは、この1日のスタートをそろえる役割をしています。24時間よりも短いリズムの人は、朝の光を感知した時点で体内時計のスタートが遅れてタイミングが合わせられます。24時間よりも長いリズムの人は、スタートが早まります。そこに、他のリズムも同調することで、異なる個体が同じ社会生活を送ることができているのです。

ところがもし、24時間より長い体内時計を持つ人が、朝目覚めてもカーテンを閉め切っていて**朝の光を感知しなかったらどうでしょう。体内時計は修正されずに時間を刻み、後ろにずれていきます。**

睡眠―覚醒リズムは、すぐにずれてしまう固定力の弱いリズムです。朝、カーテンを開けなかったことでメラトニンリズムが後ろにずれると、すぐに同調して睡眠―覚醒リズムも後ろにずれます。

それに対して、**深部体温リズムは固定力が強くなかなかずれないリズム**です。1日や2日、他のリズムが後ろにずれても、そのままの時間を刻みます。すると、3つのリズムの調和が崩れます。

例えば、通常7時に起床していたとして、朝10時まで眠っていた場合、メラトニンリズムは3時間遅れます。それに同調して、睡眠—覚醒リズムも3時間遅れるので、通常ならば15時と朝5時に眠くなるはずが、18時と8時に眠くなるリズムになります。しかし、深部体温リズムは動かないので、体温が最高になるはずの18時に眠くなる時間帯が重なり、体温が下がってしまいます。すると、寝つきが悪く、深く眠れなくなります。

このようなリズムのずれを「**内定脱同調**」と呼びます。

内的脱同調が14日から21日間継続した辺りで、今度は深部体温リズムも後ろにずれていきます。こうなると、昼夜逆転状態に発展していき、リズムは簡単に戻らなくなってしまいます。

図6：内的脱同調

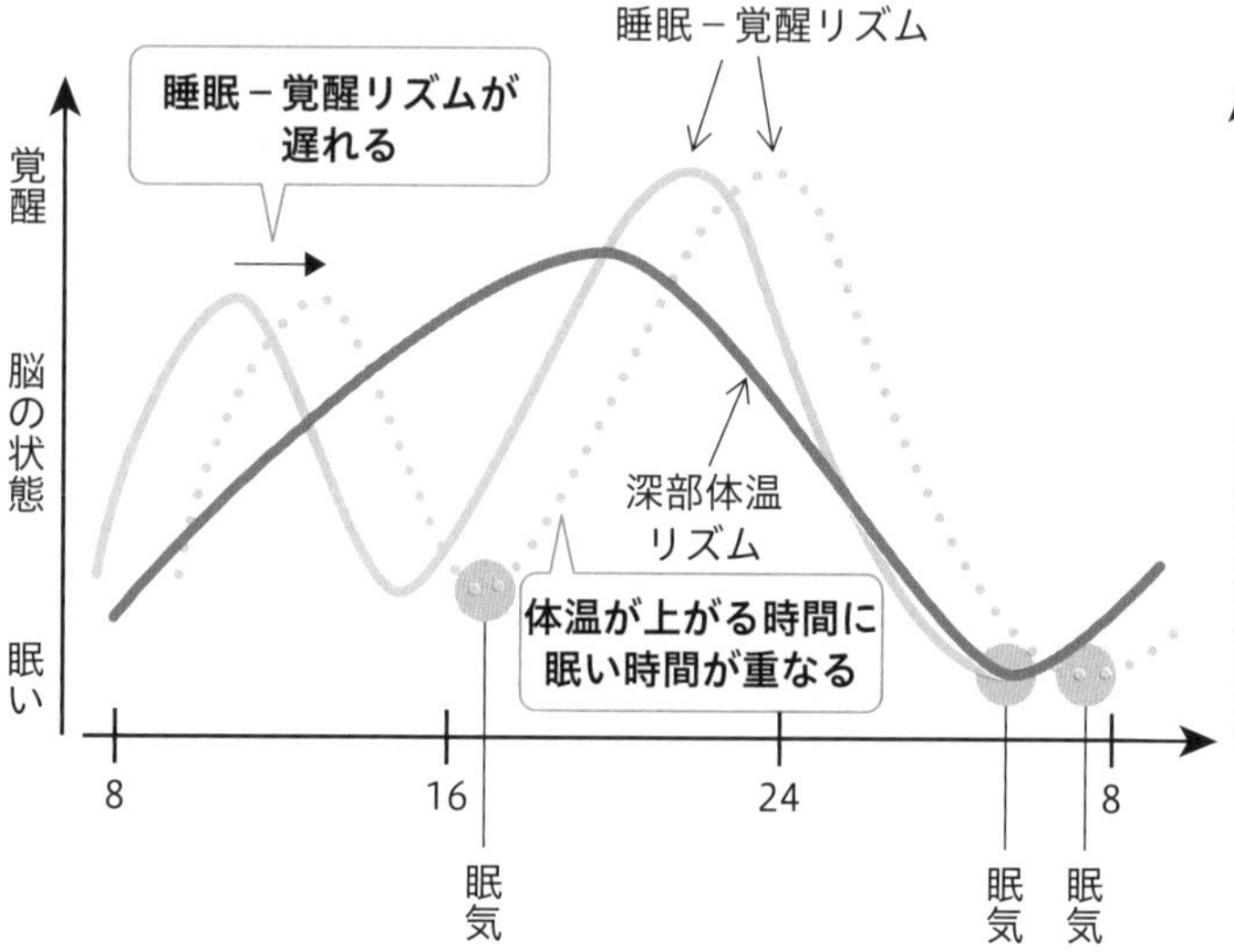
睡眠－覚醒リズム
睡眠－覚醒リズムが遅れる
覚醒
脳の状態
眠い
高
深部体温
低
深部体温リズム
体温が上がる時間に眠い時間が重なる
8
16
24
8
眠気
眠気
眠気

３つのリズムからの大原則

内的脱同調を防ぐために、３つのリズムの特徴を理解し、うまく誘導していきましょう。生体リズムやホメオスタシスの仕組みは少し難しそうに聞こえますが、実際にやっていただきたいことは、とても単純なことです。

３つのリズムをうまく同調させる方法を、日常生活に置き換えてみると、このような大原則が出来上がります。

「起床から４時間以内に光を見て、６時間後に目を閉じ、11時間後に姿勢を良くする」

この大原則を、それぞれの時間帯に、１分でできる行動に分けるとこれからご紹介する**３つの法則**になります。

第3章では、**朝1分―光の法則**として、**光を見てメラトニンを減らし、脳を覚醒させて、同時に夜の眠気をつくる**方法をご紹介します。

第4章では、**昼1分―負債の法則**として、**目を閉じて脳の睡眠物質を減らす**方法をご紹介します。

第5章では、**夕方1分―体温の法則**として、**姿勢を良くして体温を上げ、眠り始めの体温を下げる**方法をご紹介します。

これが、脳が自然にやる気になる法則です。

3つの法則の背景には3つのリズムがあり、リズムはそれぞれが調和し合っています。3つすべてを実行できなくても大丈夫です。**1つでも始める**ことができれば、自然に3つのリズムが同調して望ましいリズムがつくられていきます。

これら3つのリズムを使いこなすために、皆さんに身に着けていただきたいことがあります。

それは、**未来の成果のために行動する**という姿勢です。

図７：大原則と３つの法則

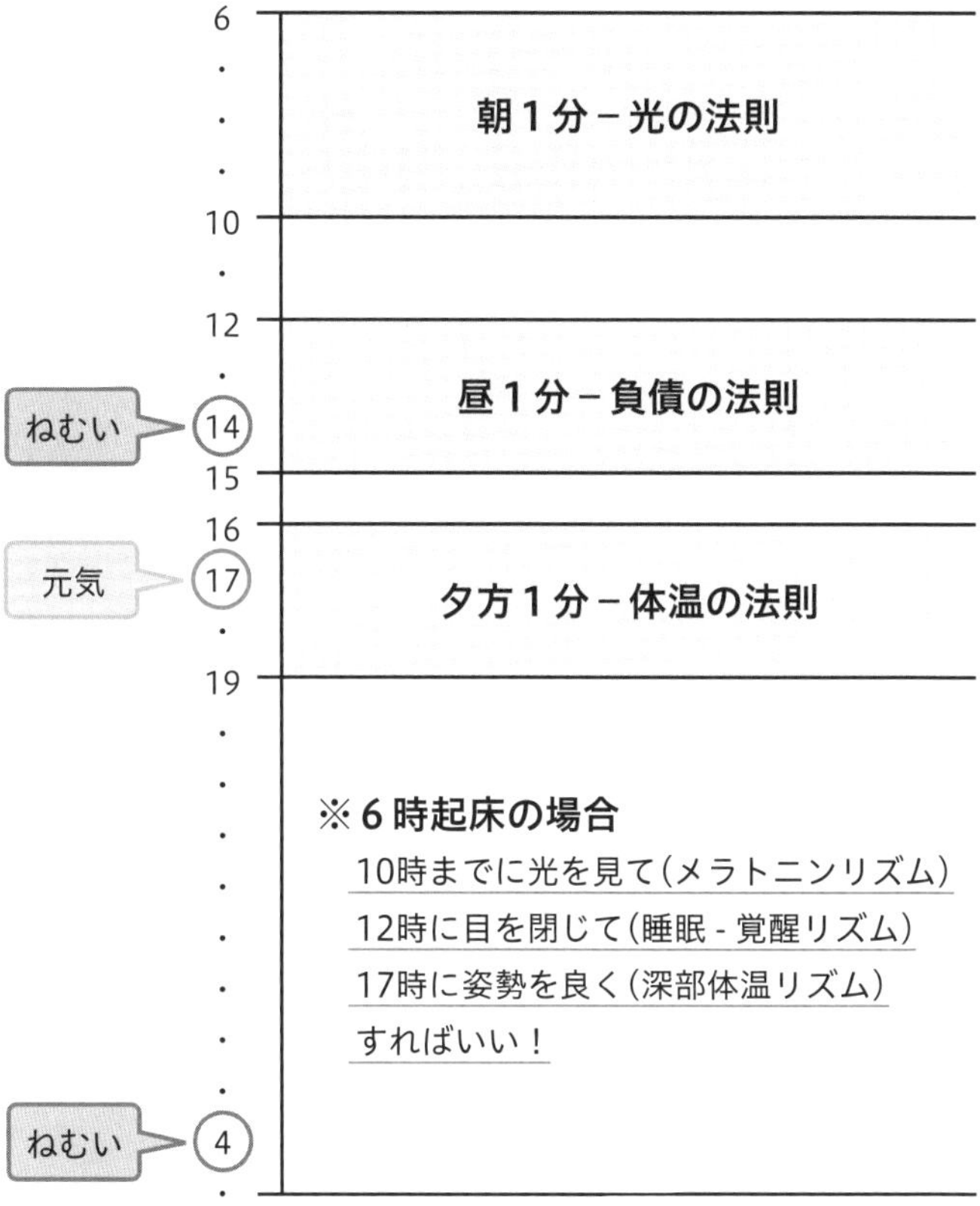

今日の行動は、明日のリズムのため

毎日忙しく生活する私たちにとって、規則正しい生活ほど、酷な作業はありませんよね。早寝早起きが健康に重要なことは、言われなくてもわかっています。しかし、現代の都市型生活では、生体リズムは知らないうちに後ろにずれていき、簡単に夜更かし朝寝坊の生活になってしまうのです。

忙しい生活の中では、一体どうすれば良いのか。

私は、病院で患者さんと接してきた中で、良いリズムがつくれる方と、なかなかつくれない方には考え方の違いがあることに気がつきました。

その違いとは、**マネジメントという発想**です。

良いリズムをつくることができる患者さんは、「規則正しい生活」は目指していません。どんな行動をすると、その後、自分の体がどうなるかを常に評価し、修正していきます。私が、病気と今後の生活について説明すると、良いリズムをつくられる患者さんは、「なるほど。私の体はそうなっていたのか」と、まるで新しいことを発見したときのような反応をされます。

病気を抱えながら歩むこれからの生活を考えると、不安や落ち込む感情が前面に出てしまいます。しかし、仕組みを知り、どうすればよいかを科学的に考えられると、人は、「面白い！」という反応をするのです。

私は、**ヒトを動かすのは、この「面白い！」という感情**だと確信しています。

この本に書かれているヒトのメカニズムを、みなさん自身が面白い！と感じ、毎日の生活を科学的にマネジメントしようという発想を持っていただければ、生活しているだけで、必ず内側からやる気は湧き上がってきます。

３つの法則の詳細を知っていただく前に、次の章では、みなさんが、自身の生活をマネジメントするために必要な観察ポイントについて、ご紹介します。

日常のありふれた行動が、実は脳からの重要な警告サインなのです。

第１章で伝えたいこと

◎やる気が湧き上がるのは、50％は経験があり、残りの50％は未知の冒険であるシチュエーション。

◎質のよい睡眠で記憶を整理すれば、どんな状況でもやる気が湧き上がる！

◎睡眠を変えるには、３つの生体リズム（メラトニンリズム、睡眠－覚醒リズム、深部体温リズム）を知ればいい。

◎３つの生体リズムを活用する「睡眠の法則」は
朝１分―光の法則：起床から４時間以内に光を見る
昼１分―負債の法則：起床から６時間後に目を閉じる
夕方１分―体温の法則：起床から11時間後に姿勢を良くする

◎やる気のメカニズムを「面白い！」と思えば、今日から実践できる！

第2章

やる気の警告サインをキャッチする

脳の警告サインを知る

ペンや指で机をコツコツ叩いたりしていませんか？　実は、それが脳からの警告サインです。

警告サインが伝えていることは、「すでに脳は、覚醒レベルが低下しています。直ちに対処してください。さもないと、やる気が起こらなくなるか、焦って先走るようになります」ということです。

警告サインに気づくことで、今の自分の状態を知り、改善していくことができます。ご自分の日常場面を振り返りながら、具体的な警告サインを見ていきましょう。

タンスのカドに足の指をぶつけたら

ものすごく痛いですよね。

この痛さは、いまさら説明しなくても、わかっていただけると思います。

しかし、痛いだけでなく、これは**脳がしっかり目覚めていない**ことを示しています。すれちがった人の肩やドアにぶつかってしまうことも同じ現象です。

脳が目覚めている度合いを、**覚醒レベル**と表現します。睡眠が不足すると、目覚めていても、覚醒レベルは低下しています。**覚醒レベルが低下すると、ボーっとするか、逆に興奮します**。興奮するのは、ボーっとした状態では、危険を回避できないので、周囲に対して警戒を強めるという、脳自身の対処反応です。どちらにしても、仕事中は、ミスをしやすくなります。

足の指がぶつかるということは、**体の動きを脳が把握できていない**ということです。

脳は、体の動きを把握するために、2つの感覚を使っています。

1つは、体の傾きを感知する**前庭《ぜんてい》感覚**です。一般的には、平衡感覚という名前で呼ばれています。私たちは、歩いているときに頭が上下に動いていますが、その揺れだけで気持ち悪くなってしまうことはありません。前庭感覚が体の傾きを感知して調整しているからです。

もう1つは、筋肉の感覚である**固有《こゆう》感覚**です。筋肉は、一般に体を動かすための器官だと知られていますが、実は、体の動きを脳に伝えるという感覚器官としての重要な役割があります。

睡眠不足になると、前庭感覚の鈍さで体が思ったよりも傾いていることに気付かず、固有感覚の鈍さで体は思ったよりも大きく動いていることに気付かない。その結果、タンスに足がぶつかるわけです。問題は、体がぶつかることだけではありません。

この2つの感覚は、私たちの脳の覚醒を保ち、脳が安定して働くための大切な役割を持っています。つまり、体の傾きや筋肉の動きを正確に把握できないときは、脳の働きが低下しているということです。これは、一時的に眠くなった状態とは違い、慢性的にボーっとしていて、しっかり眠っていないし、しっかり目覚めてもいない中途半端な状態です。

体が物や人にぶつかるサインが出ているときは、**脳は、自身を目覚めさせるために、戦略的に前庭感覚や固有感覚を刺激する命令を出します**。その命令が出ると、私たちは、椅子に座っているときに頻繁に座り直したり、貧乏ゆすりをしています。他人の目には、落ち着きがないというように映ります。

そんな人を見かけたら、脳の働きという視点では、「落ち着きがない人だな」というより、「睡眠不足なんだな」という表現の方が適切です。

アメを最後までなめずに噛んだら

アメ玉を最後までなめていられますか？

口に入れたらすぐに噛んでしまう。これも脳からの警告サインです。

噛むという行為は、1秒間に2～3回程度のスピードで行われる**リズム運動**です。体がリズムのある運動をすると、脳にはセロトニンという物質が分泌されます。セロトニンについては、第3章で詳しく説明しますが、**気分を安定させる作用**があると考えられています。

リズムのある運動は、噛むことのほかにも、呼吸すること、歩くことなどの無意識に行うことから、自転車に乗ること、音楽にのってダンスをすることなども含まれます。これらの行為を大切にし、丁寧に行うことで、セロトニンが分泌され、スッキリした気分になります。

反対に、食事をよく噛まない、歩かない生活でリズム運動が少なくなると、気分が不安定になります。すると、脳は体に向けてリズムのある運動を命令し、セロトニンを増やそうとします。アメや氷など、硬くて噛んだ感触が強く伝わるものが口に入った途端にガリガリと噛んでいるときは、脳が気分を安定させようとしているサインです。

脳は、対処しようと私たちにアメを噛ませますが、慢性的に不安定な状態だと、そんな程度では気分がスッキリするには至りません。

うろうろ歩き回ったり、ペンや指で机をコツコツ叩いたりすることも同じです。

気づかないうちに噛んだり歩き回ったりしているときは、生活全体を通して、リズムのある運動がないがしろになっているということです。

そうはいっても、毎日、意識して丁寧に呼吸したり歩いたり、ダンスを習いに通ったりすることは難しいですよね。

第3章では、生活しているだけで自然にセロトニンが増え、脳の働きを正常に戻す方法をご紹介します。

机の上が片付かなかったら

机の上が、本や書類、郵便物ややりかけの作業で使った道具などで山積みになっていませんか? 机の整理ができないのは、片付けられない性格だからなどと済まされてしまいがちです。ところがこれも、睡眠不足によって引き起こされています。

睡眠が不足すると、脳の記憶機能の1つであるワーキングメモリの働きが低下します。**ワーキングメモリは、脳の中で情報を一旦ストックしながら目の前の作業に集中する機能です。**

資料作成中にメール通知があったとします。ワーキングメモリが機能していれば、メール通知があったことを一旦ストックしつつ、目の前の資料作成に集中します。**睡眠不足になりワーキングメモリが低下すると、メール通知があった時点でそちらに注意が移ってしまいます。**メールを見た後で元の作業に戻ると、資料作成をどこまで進めたか探す作業から再開するので、作業がなかなか終わらずに時間がかかってしまいます。

不必要な物が目についたときに、それに手を出してしまい、その作業中にもまた別の作業に手を出してしまう。これを繰り返していると、**机の上は、やりかけの作業で山積みになっていきます。**

次々に作業に手をつけて、忙しい1日を終えたときに「今日は一体何をしたんだろう?」という気持ちになることはありませんか? 達成感が少なく、疲労だけを感じるようなことがあったら、睡眠を使って、ワーキングメモリ機能を高めてみましょう。

夜中のお菓子を我慢できなかったら

夜中に、無性に甘いものが食べたくなることがありますよね。このときに食べる甘いお菓子は、特別においしいです。ですが、このときの食べたい欲求は脳からの重要なサインです。

実は、この時間は、実際には空腹ではありません。6時起床の人の場合では、20時過ぎには、胃酸の分泌ピークは終わっています。空腹ではないのになぜ食べたくなるのか。これも、脳の覚醒レベルが低下したサインです。

脳は覚醒レベルが低下すると、**エネルギー不足**だと判断します。するとまず、満腹を感知するレプチンという物質が減るので、満腹感が減り空腹を感じます。さらに、胃や小腸から分泌される、食欲を刺激するホルモンであるグレリンが増えます。空腹を感じた上に食欲が出るので、私たちは、無性に食べたくなるのです。

睡眠が不足しているか否かに関わらず、夜中には空腹を感じ食欲が出るように反応します。もともとは、脳がエネルギー不足だと勘違いしている反応です。普段から十分に睡眠がとれているときは、それほどエネルギーは不足していないので、このときの食欲を我慢することができます。

しかし、**慢性的な睡眠不足**では、実際にエネルギーが不足しているので、**食欲を我慢することができなくなります。**自覚することなく夜中に食べる回数が増えていくと、体温が上がって眠りは浅くなり、成長ホルモンの分泌が減るため、第5章でご紹介する睡眠中の糖分の燃焼が減ってしまいます。空腹の状態で朝を迎えられないので、朝食が軽めになり、午前の体温が上がりにくくなります。その結果、**仕事のパフォーマンスが低下**してしまいます。

当然、**体重も増えてしまいます。**

仕事の充実のためにも、またダイエットのためにも、無理に食べるのを我慢するのではなく、根本的に睡眠のリズムを改善しようと認識していただくことが大切です。

人の言い方が気になったら

「いつもは流せる会話なのに、カチンときて、つい言ってしまった……」

こんなときは、ストレスが溜まっているんだと感じると思います。

そういう場合、ストレスを解消しようとして、友人と飲みに行ったり、夜中までテレビを見たりして、気分転換を図る人が多いでしょう。

ところが、気分転換をしてスッキリするはずが、実際には、カチンとくることはなくならず、それどころか、人間関係のストレスはだんだん強くなってしまいます。

なぜなら、気分転換の行動によって、睡眠が削られ、それによってストレスが生み出されているからです。

「ストレスで眠れません」とご相談いただくことが度々あります。しかし、脳の働きから見ると、**「しっかり眠っていないから、どうでもいいことをストレスに感じてしまう」**という表現が適切です。

もし、私たちが動物だったら、脳の覚醒レベルが低下すると、敵に襲われ食べられてしまう危険性が高まります。そのとき脳は、敵を警戒する部位を活発に働かせて、ピリピリと周囲に注意を払います。

これと同じ現象が、ヒトでも起こるのです。私たちの快、不快という基本的な感情を司る**扁桃体**《へんとうたい》という部位は、睡眠が不足し、脳の覚醒レベルが低下すると、**過剰に働きます**。

すると、必要以上に、相手の言動に感情的な反応をしてしまいます。

さらに、扁桃体のすぐ後ろには、**海馬**という記憶を司る部位があります。海馬は、扁桃体の反応を記憶するので、**似たような場面で不快な反応をする**という、パターンが出来上がってしまいます。

他愛もないことにカチンときたら、睡眠のリズムをうまく強調して、扁桃体の活動を抑制しましょう。

「あれ？　何しに来たんだっけ？」と言ったら

物を取りに行き、目的の部屋に入った途端、何を取りに来たのかを忘れてしまう。仕事がタイトなときには、こういうことが、よくありますよね。

この現象を「物忘れ」と認識される人が多いと思いますが、実際には少し違います。これは、**注意という機能の問題**であり、やはり脳の覚醒レベルが低下したサインです。

脳の働きとしての注意とは、４つの段階に分かれています。

①注意する対象を選ぶ（選択的注意）
②選んだ対象にずっと注意を向ける（持続的注意）
③②の対象に注意を向けながら、もう１つほかのことに注意を向ける（同時注意）
④いくつもの対象に注意を向けつつ、必要に応じて焦点を当てる（転導注意）

仕事がタイトなときは、頭の中は④の状態です。何しに来たんだっけ？と言ったときは、④で注意を向けていたはずなのに、頭の中で別のことに注意を奪われた状態です。忘れたわけではないので、少し考えたり、場所を変えたりするとすぐに思い出せます。

この注意の機能は、脳幹にある青斑核《せいはんかく》という場所から分泌されるノルアドレナリ

図8：注意とパフォーマンスの関係

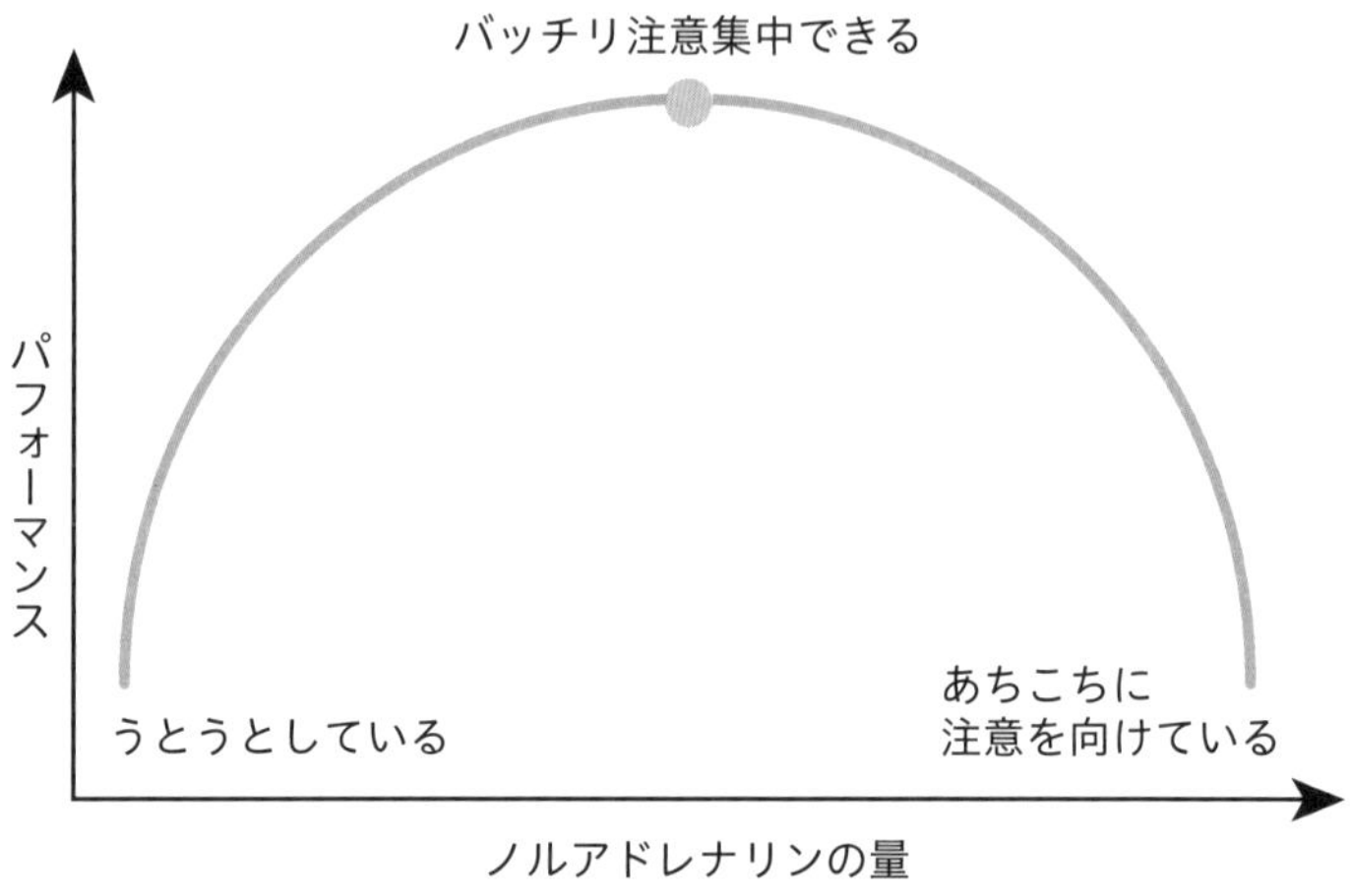

ンという物質と関係しています。ノルアドレナリンが少ないときは、覚醒レベルが低くボーっとして、多いときは興奮しています。

図8に示すように、ノルアドレナリンの量とパフォーマンスの関係は、逆U字の曲線を描きます。**脳の覚醒レベルが、低下しても興奮しても、パフォーマンスは低下し、注意を切り替えたり持続したりすることができなくなります。**

問題は、それほど忙しくないときでも、高度な注意の働きを必要とする状況を自分でつくり、脳を興奮させてしまうことです。いわゆる「マルチタスク」です。

特に見たいわけでもないテレビをつけながら書類をつくったり、音楽をかけながら作業をしていませんか？　これも脳にとっては立派なマルチタスクです。忙しくないときでも、「マルチタスク」をしていると、脳は必要以上に興奮し続け、日常的に注意の能力が低下し、物忘れのような警告サインが出てしまいます。

脳は、興奮状態に対し順化するので、「マルチタスク」が習慣化していると、興奮していることに気づかなくなります。すると、静かな環境がすごく寂しく感じたり、かえって落ち着かなくなったりします。そのような人が「マルチタスク」をやめてみると、ものすごく眠くなります。本来出るはずの眠気が出てくるからです。

いつでもどこでも５分もせずにすぐに眠れるという人は、普段から脳を興奮させ過ぎています。自分の脳に入る刺激を減らせば、さらにハイパフォーマンスを実現することができるのです。

リズムをつくれば警告サインはなくなる

いかがでしたか？　共感できるサインはありましたか？

ここに挙げられていないものでも、ご自分が不調を感じたときによくやっている仕草に気づいていただき、それをご自分の脳からのサインとして認識してみてください。

これらの警告サインは、本書でこれからご紹介する方法によって、なくなっていきます。劇的な変化ではありませんが、「そういえばなくなった」と感じたときに、**間違いなく、仕事も充実しているはずです。**

第２章で伝えたいこと

◎日常の何気ない行動に脳からの警告サインが隠れている。警告サインをキャッチして、やる気がなくなる前に、睡眠の法則で対処しよう！

◎タンスのカドに足の指をぶつけたときは、体の傾きが感じられていない。これは、落ち着きがなく、あたふたしてしまうサイン。

◎アメを最後までなめずに噛むときは、脳がリズムのある運動を使って気分を安定させている。無性にイライラし始めるサイン。

◎机の上が片付かないときは、記憶機能の１つであるワーキングメモリが低下している。やりかけの作業が山積みになるサイン。

◎夜にお菓子が食べたいときは、脳がエネルギー不足なだけでお腹はすいていない。食べ過ぎて、脂肪だけが溜まっていく危険なサイン。

◎人の言い方が気になったときは、脳の働きが低下して周囲を警戒している。なんでもかんでもストレスに感じるようになるサイン。

◎「あれ？ 何しに来たんだっけ？」と言ったときは、脳が興奮して自分の注意力の低下に気づかなくなっている。忙しい状況を自分で作り出してしまうサイン。

コラム

パソコン作業中に息が止まっていませんか？

スマホやパソコン作業をしているときに、無意識に息が止まっていませんか？息が止まっているということは、息を吐いていないということです。試しに息を吐いてみると、呼吸が浅くなっていたことに気がつくかもしれません。

この現象は、アメリカのコラムニストであるリンダ・ストーンによって、電子メール無呼吸症候群、スクリーン無呼吸症候群と名付けられています。画面を見る姿勢で、肩甲骨が開いて胸がすぼまり、呼吸がしにくい姿勢になるという物理的な要因と、集中力を過剰に高めるために、呼吸活動が止められてしまうという生理的な要因が関係しています。

実は、寝つきの悪さや浅い睡眠、朝起きても疲れがとれないことを悩む人に、昼間呼吸が止まっている人がとても多いです。そして、昼間の姿勢と作業の仕方を変えてもらうと、呼吸が変わり、夜の睡眠が改善することがあります。ここでは、スクリーン無呼吸症候群を回避、改善しておきましょう。

まず、スクリーン無呼吸症候群の物理的な要因である、作業姿勢です。睡眠中、体は、昼間に学習されたように動きます。スマホやパソコンの画面をのぞき込むような姿勢になっていませんか？ これは、頭部と頸部が一緒に動いてしまっている動作です。通常ならば、頭部と頸部は独立して別々に動くことができるのですが、一緒に動いてしまうと、気道が狭くなります。昼間にこの動きをしていると、睡眠中にも同じ動きをして気道を狭めてしまうので、これが、睡眠時無呼吸症候群の原因になることもあります。

そこで、昼間の作業姿勢を変えてみましょう。作業を開始するときに、まっすぐ前を見てみましょう。次に、両耳を貫くように軸が通っているようなイメージで、頭だけを少し下げます。顎を引く感じです。その姿勢でも充分画面を見ることができるはずです。スマホやパソコンの作業を始めるときに、この姿勢をセットすることから始めてみると、呼吸もラクになり、頭がスッキリするのが体感できると思います。

生理的な要因も解決しておきましょう。こちらは、画面を見ることに過度に集中してしまうのを回避する方法です。なぜ、私たちは画面がついていると、引き寄せられるように見入ったり、一度見始めるとやめられなくなるのでしょうか。

これには、新しい刺激に反応するドーパミンの作用が関係しています。ドーパミンは、必要かそうでないかは関係なく、新しい刺激に反応します。反応するとドーパミン分泌量が高まります。すると、ドーパミンが増えた行動、この場合は画面を見たという行動が強化されます。この作用で画面への集中が高まります。

ドーパミンが増えると記憶力が高まります。「さっきの刺激」はもう覚えたので、次の新しい刺激を待ちます。「さっきのじゃないもっと面白いものないかなぁ」と待つことで、画面を見ることがやめられなくなるのです。

このドーパミンの作用をうまく操るには、同じくドーパミンが使われる別のルートを使うのが役に立ちます。ドーパミンには、先ほどのようにやめられなくなる欲求を司るルートと、行動を制御するルートがあります。行動を制御するルートは、作戦を立てることで使うことができます。

第7章でもお話ししますが、作業を5分ごとに区切ったり、文章を考えるときは画面から目線を外すこと、1日のうちでデジタル端末を使う時間を限定することなどの作戦を立てます。作戦通り行動ができると、ドーパミンの作用によって、その行動は強化されます。

何の対策もなく画面を見れば、私たちの呼吸は止まります。呼吸が止まれば、当然、生産性は低下します。これは抗いようのないことです。物理的な対策と生理的な対策。2つの対策をもって、デジタル作業と良質な睡眠を両立させましょう。

第3章

朝一分——光の法則

朝の光で頭がさっぱりしますか?

朝目覚めたら、まず何をしていますか? カーテンを開けて窓際に行く、ということをすでに実行していますか?

目覚めたら、できるだけ早いタイミングで窓から1m以内に入ってみましょう。

脳が朝の光を感知すると、成人では約16時間後に眠くなるリズムがつくられます。本書の冒頭で夜に眠くなる脳をつくることが重要だとお話をしましたが、そのための行動は、夜眠る前ではなく、朝から始まっているのです。**光によって夜の眠気をつくるには、目覚めた直後に脳に光を届けるのが最も効果的で、時間が経過するほど効果は低くなります。**

必要な光の量は、2,500ルクス以上です。室内照明では、光の強さは500ルクス程度、晴れた日の屋外では、1万ルクス以上です。室内でも窓から1m以内に入ることができれば、3,000ルクス程度の光を脳に届けることができます。

過去の体験で、朝に明るいところに行くと、頭がさっぱりする、目が覚めると感じたことがあるならば、この章でお話しする光の法則はあなたに役立つと思います。

というのは、光によって生体リズムが整うには、光感受性が高いかどうか、光をキャッチするＯＰＮ４という受容体を多く持っているかどうかが関係するからです。これは遺伝子のタイプによるもので、光に反応しやすい人とそうでない人がいます。

ただ、光による生体リズムの調整に反応しにくかったとしても、まったく意味がない、というわけではないので、**光によって調整されるメラトニンリズム**の仕組みはぜひ、知っておいてください。

光のリズムをうまく扱えると、こんないいことがあります。

- **夜は自然に眠くなる**
- **朝起きたときに体の疲れがとれる**
- **肌のダメージが減る**

・**体重が減る**
・**起きる時間と眠る時間を好きなように設定できる**

住環境や生活スタイルは様々です。どんな環境でも光のリズムをうまく扱えるように、朝に脳に光を届けると、夜に眠くなる脳の仕組みを少し詳しく知っておきましょう。

メラトニンが1日を24時間にする

私たちの脳や体の中では、時間の経過とともに、様々な物質が増えたり減ったりしていて、それには一定の周期があります。この周期の中で、ある局面、例えば1日の始まりや終わりのことを**位相**《いそう》と呼びます。

位相が時間の流れの方向に動けば（位相が後退すると言います）、夜更かし朝寝

図９：マスタークロックと松果体

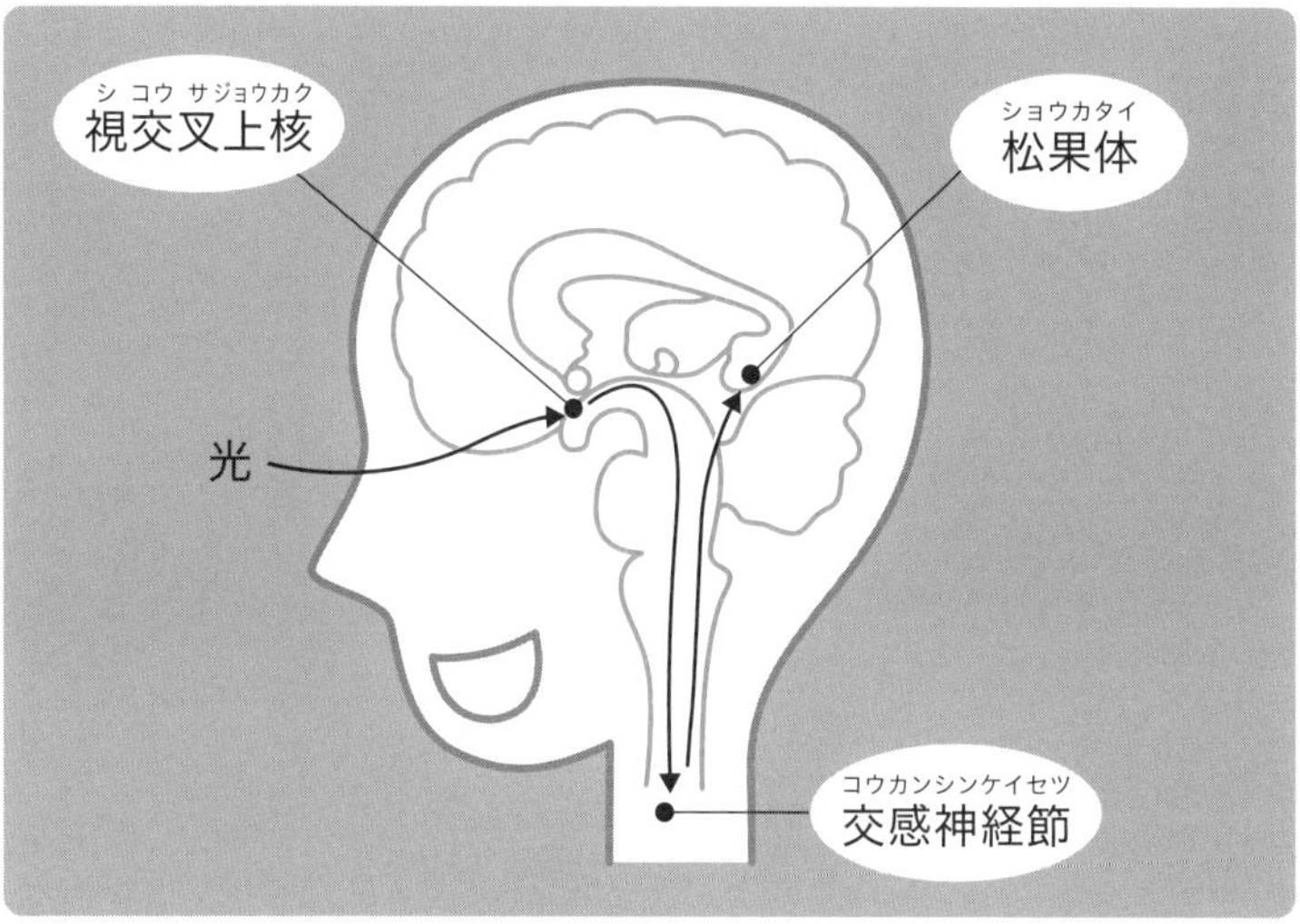

坊になり、時間の流れと逆の方向に動けば（位相が前進すると言います）早寝早起きの生活になります。

この**位相の調整をしているのが、メラトニンです。**

位相を調整する組織のトップは、脳の視床下部の中にある視交叉《しこうさ》上核《じょうかく》という神経核です。実験によってこの部位が破壊されると、位相が消えてしまい、その後移植すると位相が復活したことから、体内時計の最高司令部、**マスタークロック**と呼ばれています。

マスタークロックはすぐ後ろにある松果体《しょうかたい》に指示を出し、松果体が交感神経節を介して筋肉や臓器の働きを調整します。

メラトニンが位相を調整する仕組みを見てみましょう。

例えば、24時間より長い体内時計を持っている人がいたとします。体内時計は、起床して脳に光が届いた時点からカウントされます。日中を過ごし日没で周囲が暗くなると、マスタークロックは松果体に命令を出し、メラトニンを分泌させます。夜は眠くなって睡眠をとりそのまま朝になりますが、社会時間よりも長い体内時計を持っているので、そのままだと社会時間より遅く1日がスタートします。

ここで脳に光が届くとメラトニンの分泌が止まり、位相は前進します。1日のスタート地点がそろえられたのです。

このような仕組みで、人それぞれ体内時計の長さが異なっていてもともに社会生活を送ることができます。**マスタークロックが毎朝光を感知して時計の誤差を修正しているのです。**

時計を合わせることでパフォーマンスが上がる

位相は、時間の流れの方向に動きます。夜更かし朝寝坊をするのは簡単にできますが、早寝早起きは難しい。それは、朝の光を使ってメラトニンの分泌を止めなければ、簡単に位相が遅れてしまうということの表れです。大事な予定がある日だけ急に早起きをしても、その日のパフォーマンスは上がりません。これは時差ぼけと同じ症状です。

海外渡航をしたわけでもないのに、時差ぼけ症状が起きることを**ソーシャルジェットラグ（社会的時差ぼけ）**と呼びます。リモートワークなどで強制的に外出をしなくてもよくなった人たちに、このソーシャルジェットラグが急増しています。毎朝マスタークロックに光を届けて、時差ぼけが起こらないようにしておくことが大切です。

最近の研究では、光による刺激は、マスタークロックによる位相の調整だけではなく、夜の睡眠を促す働きをしていることも明らかになっています。また、第5章でお話しする深部体温のリズムにも影響を与えていて、**朝の光を脳に届けていないと、深部体温の上昇が不十分になり、パフォーマンスの低下を招く**ことも明らかになっています。

さらに、こんな気になる実験もあります。室内照明と同じ500ルクス以上の光を浴びる時間帯が遅い人ほど、BMI（体重と身長から算出される肥満度）が高くなるという実験結果です。食事や運動に気をつけていても、朝の光を脳に届けないだけで、体内の時計がかみ合わなくなり、睡眠中の脂肪分解が妨げられるという仕組みだと考えられています。

晴れの日も雨の日も、起床後4時間以内に外を見る

マスタークロックが、位相を調整できる時間は、起床から4時間までです。起床

直後が最も反応が強く、４時間を超えるとかなり反応が弱くなります。７時起床の生活ならば、タイムリミットは11時です。

ここから、**「起床４時間以内に１分間、光を見る」**という光の法則が導き出されます。

光を浴びる、というと日光浴のような場面をイメージするかもしれません。このイメージでは、隣家の窓がすぐ近くにあるから無理、紫外線が気になるから嫌だ、と思われる人も多いと思います。ご安心ください。**光は網膜から脳に届くので、全身に光を浴びる必要はありません。**

朝、起きたら窓から１m以内に入ることができる場所はありますか？　寝室でもリビングでも結構です。

寝室の遮光カーテンを開けて眠ることができる環境ならば、窓から１m以内に頭が入るようにベッドを置いて眠っていれば、自然に脳に光を届けることができます。

窓から1m以内ならば、臨床的には5～10分程度あれば、夜の眠気をつくることができます。光の量は多いほど短い時間で夜の眠気がつくられます。窓を開けてお顔をちょっと外に出すだけで、光の量は10倍以上になります。窓から顔を出したりベランダに出てしまえば、1分程度過ごすだけで大丈夫です。

窓際1m以内は10分、外に出られれば1分と覚えてください。

晴れの日のほうが光の量は多くなりますが、雨の日でも室内よりは光の量が多いです。実際には外が明るく見えなくても大丈夫です。網膜には9つ受容体があり、光の見え方や色が調整されているのですが、そのうちのOPN4という受容体は光に反応してメラトニンリズムを動かしています。光の量は調整されて明るく見えていなくても、OPN4は反応しているので、天候に関わらず、窓際に行ったり外を眺めたりしてみましょう。

二度寝は窓際でしょう

朝、光を見るようにしようと目標を立てると、なかなか継続することができません。そこで、目覚めてから窓際に行く生活動線をつくってみましょう。

毎朝決まってやることを窓際に１ｍ以内の場所でやってみることはできますか？　スマホを見たり、歯磨きをしたり、ベランダの鉢植えに水やりをするなど、どんな予定の日でも窓際で過ごすような動線をつくってしまえば、何も考えなくても夜に眠くなる脳をつくっていくことができます。

例えば、空の写真をとってＳＮＳに投稿するなど、外を眺めることを社会とつながる活動にしてしまうと実行しやすくなることもあります。

体内時計のスタートをそろえるには、起床時間をそろえるのが良い、とお話ししましたが、朝なかなか起きられず二度寝をする人は、そんなの無理…と思われたかもしれません。そんな場合は、窓から１ｍ以内の場所で二度寝をしてみましょう。

目を閉じていても光を感知することはできます。休日などに目覚めて眠り足りない感じがしたら、窓際に移動してそこで二度寝する。これを続けていれば、メラトニンリズムにより、自然に朝目覚められるようになっていきます。

朝の光でメラトニンサイクルを回す

メラトニンの原料は、トリプトファンという必須アミノ酸です。トリプトファンを摂取するためにバナナを食べましょう、と言われることがよくありますが、バナナは嫌いとか、体質に合わないという人でも大丈夫です。トリプトファンは、肉や魚、豆類、豆乳や乳製品などにも多く含まれています。

朝食に、納豆や魚などを食べると、その中のトリプトファンは、**セロトニン**に変換されます。第2章で、不足するとアメをガリガリ噛んでしまうとお話しした物質です。

セロトニンは、脳の興奮を緩やかに抑えて、突発的な出来事にびっくりせず、落ち着いて行動できるようにする役割を持っていると考えられています。

昼間に安定した気分で充分に能力を発揮したら、セロトニンは、N－アセチルセロトニンになった後、メラトニンになります。

セロトニンとメラトニンの分泌量は、正反対のリズムを持っています。つまり、セロトニンが多くなるとメラトニンは減り、メラトニンが多くなるとセロトニンは減ります。

こうして私たちは、昼間元気で夜ぐっすりの生活をおくることができるわけです。

ここで、メラトニンを増やすのが良い睡眠につながるならば、窓際に行くとか面倒なことをしなくてもサプリメントを飲めばいいんじゃない？　と思われた人もいるかもしれません。ただ、残念ながら、１つの物質を摂取すればよいというほど単純ではありません。

実は、トリプトファンは、摂取してもそのままでは脳に取り込まれない物質です。

体の血液が脳に入るときに、有害な物質が脳に入らないようにしている血液脳関門を通過することができないからです。

トリプトファンは、アルブミンと結合しているのですが、この結合を切ることができてはじめて、血液脳関門を通過することができます。この結合を切る役割をしているのが、インスリンです。

睡眠が不足すると、インスリンが減ってしまいます。つまり、手っ取り早く睡眠を改善しようとトリプトファンを摂っても、夜更かしをしてインスリンを減らしてしまえば、メラトニンを増やすことができなくなってしまうのです。


朝の光でメラトニンを減らす、原料を摂取する、昼間の行動でセロトニンを増やす、夜の暗さでメラトニンを増やす、睡眠量をかせいでインスリンを増やす、という一連のサイクルをかみ合わせることができれば、ただ生活しているだけで、やる気が湧き起こってきます。このサイクルの中でどれかを実行できればいいのですが、**朝窓際に行くことが、一番簡単で継続しやすいです。**

図10：メラトニンとセロトニン

●メラトニンができるまで

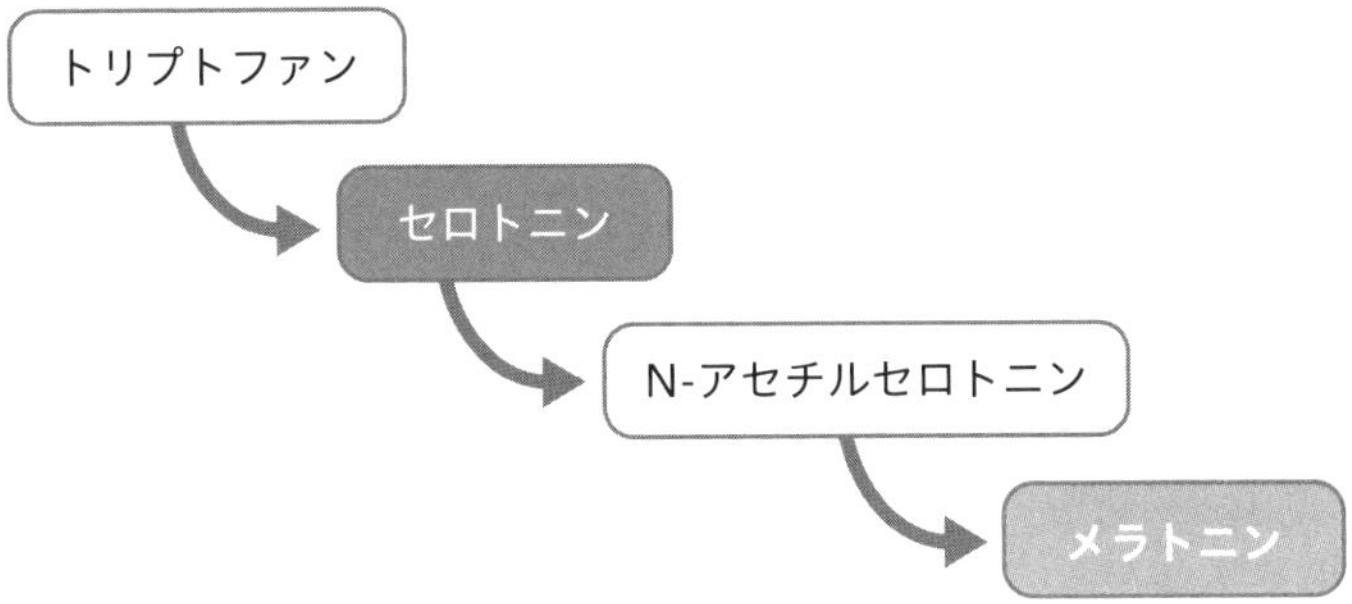

●ヒトの1日におけるメラトニン量とセロトニン量の変化

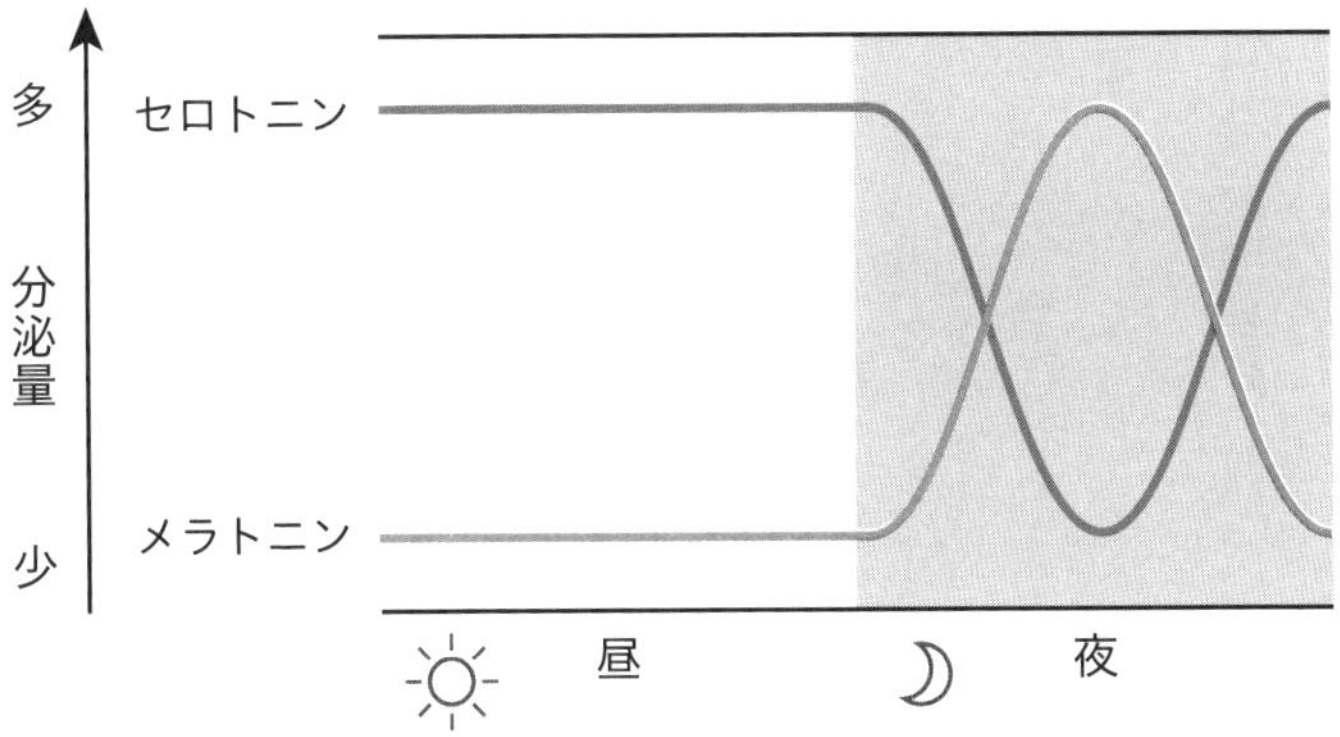

暗い夜をわざわざつくる

朝の光でメラトニンをしっかり減らすほど、夜のメラトニンは増えます。同様に、夜のメラトニンを増やすほど、朝は減りやすくなります。

そこで、意図的に夜に暗い環境をつくってみましょう。リズムの波の大きさのことを、**振幅**と呼びます。振幅を大きくするほど、リズムを強化することができるのです。

夜過ごすリビングなどの照明をチェックしてみましょう。寝室の明るさを気にされる人は多いですが、寝室の照明はすぐに消すので消してしまえば大きな影響はありません。それよりも注目していただきたいのは、リビングの明るさです。

天井の隅がはっきりと見える程度の明るさの場合、室内の目の高さの明るさは、500ルクス程度あります。光の強さとメラトニン分泌量を調べた研究では、もし、

５００ルクスの明るさの部屋で３時間過ごしたとすると、メラトニンは成人で50％、成人より光感受性が高い子どもでは90％も減ってしまう、という結果が出ています。

体を回復させるメラトニンをこれほど減らしてしまえば、**疲れがとれなくなるの**もうなずけるでしょう。

暗い夜をつくるために、以下のことを試してみましょう。

- **リビングの照明の照度を下げる**
- **使っていない部屋の照明を消す**
- **LEDならば、光の色を暖色に変える**

（LED照明は何色に変えてもメラトニンを減らしやすいですが、臨床的には、暖色の方が疲れにくいことが明らかになっています）

- **浴室の照明を消して脱衣所の照明だけで入浴する**
- **音楽鑑賞やストレッチなど、画面を見たり文章を読む必要がないときは、部屋の照明を暗くする**

暗い環境をつくってみて、「気分が落ち着く」「頭の中が整理できる」と感じられるならば、継続していると、就寝前に強い眠気が出てくるようになり睡眠の質も向上します。

さらに、睡眠中も暗い環境をつくってみましょう。常夜灯でぼんやり明るい環境よりも、真っ暗になっているほうがメラトニンは増えます。明るくないと落ち着かない人や、途中で起きたときが心配な人、子どもの様子が気になる人は、足下灯などで低いところを明るくしたり、デスクライトで壁を照らすなど間接照明にすれば、光の影響を少なくすることができます。

これまで様々な企業で睡眠の研修をしてきましたが、研修後のアンケートで実際にやってみた行動、効果があったと感じた行動で最も多いのが、この「夜を暗くする」ということです。一度、暗さをつくって環境を変えれば、後はただ生活しているだけなので、行動を変えるより簡単で確実に睡眠の質を上げることができます。

パートナーや家族も変わる

光の法則を使えば、自分だけでなく、家族のリズムも変えることができます。ポイントは、その日起こすことだけを考えるのではなく、メラトニンのリズムを使って、家族が自然に起きられるようになることを目指すことです。

★子どもやパートナー★

まずは、いきなりカーテンを開けたりせず、「おはよう」「明るくするよ」などと一声かけてみましょう。これだけで、相手の脳と体にかかる負担を減らすことができます。脳や体の活動を司る神経は、準備状態がつくられると、次の行動がスムーズになる促通という仕組みがあります。これを利用します。

そして、カーテンを開けて部屋の照明をつけ、その場を去りましょう。

すぐに効果が出る場合ばかりではありませんが、２週間継続してみると、朝起きてくるまでの時間が徐々に短くなってきます。起きてきたら、窓際に座れる場所などを用意しておき、自然に窓際1m以内に入る生活動線をつくっておきましょう。

★乳幼児★

乳児期の子を育てている場合は、夜泣きなどで度々睡眠が途切れてしまい、朝方にようやく赤ちゃんが眠ってくれる日もあると思います。そんなとき、「やっと眠れたから寝かしておいてあげよう」とそのまま眠らせて家事などをすることもあるかもしれません。ところが、これで赤ちゃんのメラトニンリズムが後ろにずれて、夜に眠れなくなってしまいます。

そこで、**朝には赤ちゃんが眠っていても抱っこして窓際に行き、1から10分程度過ごすようにしてみましょう。**そして、夜には暗い環境をつくり、夜中のおむつ交換などでも部屋全体を明るくせず、手元だけ明るくしたり間接照明にしてみましょう。すると、夜にまとまって眠れる時間が出てくるはずです。

★高齢の家族★

高齢の人で早く起きすぎてしまう場合は、日が昇っていてもカーテンを開けずに過ごし、自分が起きたい時間になったらカーテンを開けて外に出るなどして、自分にとっての朝の時間を意図的につくるようにしてみましょう。

目指すリズムは「起床をそろえて就寝はバラバラ」

理想は、起床時間がそろっていて、就寝時間はバラバラというリズムです。2つのステップで理想のリズムをつくりましょう。

●ステップ1：「起床時間をそろえる」

まずは、平日と休日の起床時間の差をできるだけ少なくしてみましょう。休日に起床時間を遅らせると、次に眠くなるのは約16時間後なので、その日の夜はなかなか眠くならず、寝つきが悪くなってしまいます。

目安は、**平日と休日の起床時間の差が3時間以内**です。平日に7時に起床しているならば、休日には遅くとも10時までには起きるようにします。

というのは、実は、平日と休日の起床時間が3時間以内におさまっている人に、メンタルの不調者はとても少ないのです。反対に、休日に3時間以上の寝だめをすると、たくさん眠ったはずなのに、イライラしたり、やるべきことがすごく面倒くさく感じることがあると思います。朝の光によってメラトニンが減るリズムが遅れることで内的脱同調が起こり、私たちの生活を支える様々な神経伝達物質のリズムもずれてしまうのです。

私たちは、「疲れをとろう」と思って寝だめをしますが、寝だめによって脳や体は疲れてしまいます。光の法則が理解できた今は、戦略的に疲れをとるために、起床時間の差を減らしていきましょう。

★こんな方法でもOK★

なかなか朝起きられない場合は、目覚めたらその場に座って二度寝をしてみましょう。脳の目覚めている度合いである覚醒度は、重力の方向に強く影響されます。**頭を起こして重力方向を変えてしまえば、そのまま二度寝したとしても30分程度で目覚められます。**そして、二度寝後に動き出すのがとてもラクになります。

さらにできれば、窓際1m以内の場所で座って二度寝してしまえば、メラトニンリズムも整えられます。

無理に起きるのではなく、明日以降のリズムをつくるために行動することが、生体リズムを使いこなすコツです。

●ステップ2：眠くなったら数分でも早寝をする

「寝だめをやめたら睡眠不足になってしまう」と思われた人もいるかもしれません。睡眠不足の解消法として採用していただきたいのが、累積睡眠量を増やす方法です。

起床時間をそろえることができると、夜に眠くなる時間がそろってきます。「眠る時間だから眠ろう」という感覚から「眠いから眠ろう」という感覚に変わってくるはずです。そうしたら、就寝時間にこだわらず、眠れるときには数分でも早く眠ってみましょう。

睡眠時間は、1週間や1か月の累積量で考えましょう。1日15分だけ早寝したとして、それを1カ月継続すると、累積で7・5時間余分に睡眠時間をかせげます。平日の睡眠不足を休日に一括返済するのではなく、**起床をそろえたうえで、分割返済**をしていけば、内的脱同調を防ぎつつ、睡眠不足を解消することができます。

図11：日曜日の寝だめを分割返済する睡眠日誌

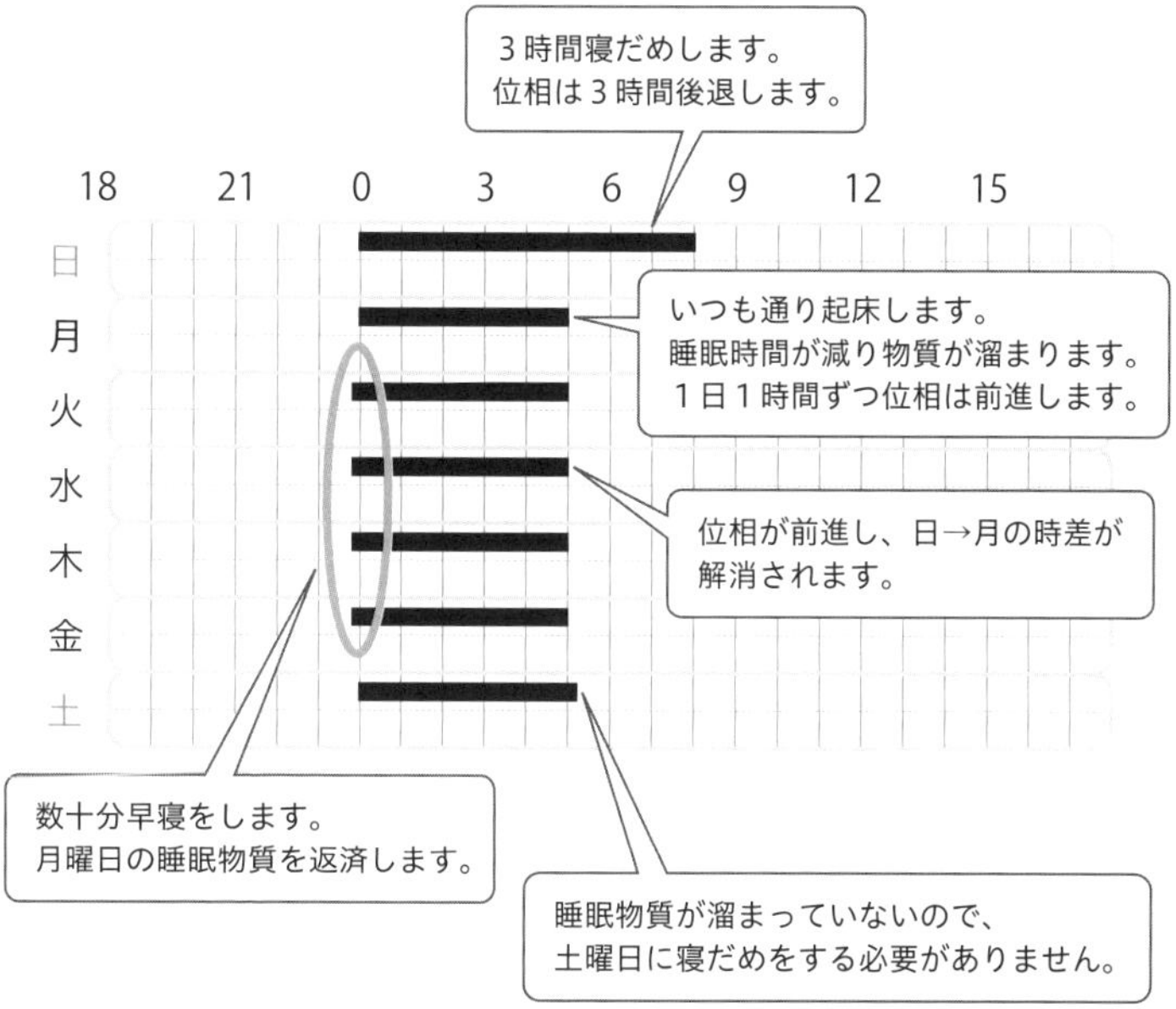
３時間寝だめします。
位相は３時間後退します。
18
21
0
3
6
9
12
15
日
月
火
水
木
金
土
いつも通り起床します。
睡眠時間が減り物質が溜まります。
１日１時間ずつ位相は前進します。
位相が前進し、日→月の時差が
解消されます。
数十分早寝をします。
月曜日の睡眠物質を返済します。
睡眠物質が溜まっていないので、
土曜日に寝だめをする必要がありません。

第３章で伝えたいこと

朝１分―光の法則
「起床から４時間以内に光を見る」

◎朝は目覚めたらできるだけ早く窓から１ｍ以内に入る。

◎強い光ほど短い時間で夜の眠気がつくられる。

◎夜は暗くしてメラトニンを増やす。

◎朝の明るさと夜の暗さで家族のリズムも整えられる。

◎目指すは起床時間をそろえて、就寝時間はバラバラ。

コラム

ベッドでスマホを使うことがありますか？

ベッドの上でスマートフォンを扱ったり、読書をしたり音楽を聴くなど、眠る以外の作業をすることがあったら、それらのことはベッドの外で行い、「ベッドは眠る場所」という記憶をつくってみましょう。

脳は、場所とそこでやった行為をセットで記憶する特徴があります。

例えば、ベッドでスマートフォンを扱ったとします。画面を見ると、脳の中の扁桃体という部位が心拍数を上げて刺激に対応できるように準備します。扁桃体のすぐ後ろに位置する海馬は、扁桃体活動が高まった場所を空間情報として記憶します。この連携によって、「ベッドは心拍数を上げる場所」という記憶がつくられます。

脳がこうして場所と記憶をセットで記憶するのは、次に同じ場面に遭遇したときに、前もって準備をして負担を減らすフィードフォワード型の戦略のためです。ベッドでスマートフォンを使った翌日の晩にベッドに行くと、あらかじめ心拍数が高められ、スマートフォンの作業がやりやすい体がつくられます。

これは誤った学習です。この学習によって、寝つきが悪くなったり、睡眠中の心拍数が下がらず睡眠の質が低下してしまいます。

そこで、この「ベッド＝スマホ」という記憶を「ベッド＝睡眠」という記憶に上書きしましょう。とはいえ、夜の習慣はなかなか変えられないものです。無理に習慣を変えようとせず、場所だけを区切ってみましょう。

ベッドに寄りかかったり、そばに椅子を置いてそこでスマートフォンを使ったり読書などをして、眠くなってきたら、それらを置いて何も持たずにベッドに入ってみましょう。これで、記憶を上書きすることができます。

同様に、ベッドで考え事をする、という記憶も「ベッド＝睡眠」と上書きしましょう。人間は大脳が大きく発達しているので、寝つくのに時間がかかる構造になっています。ベッドに入って15分寝つけないと、その後は1時間程度眠れない仕組みなのです。

具体的な考え事が出てきたら15分程度経過しているので、思い切ってベッドを出てしまい、1時間程度好きなことをして過ごして眠くなってきたら再びベッドに入ってみましょう。

住まいがワンルームで、ベッド以外に過ごす場所がない、という場合もあります。そんな場合は、ベッドを頭側と足側半分に区切り、普段過ごすときは足側を使用し、眠るときだけ頭側に入るようにするだけでも、寝つきの改善がみられることがあります。

あらゆる場面で応用できる

この作業と空間をセットで記憶させるという原理は、日中の仕事でも使えます。

勉強するときは、「それしかしない場所」をつくってみましょう。普段食事するダイニングの隣の席で勉強したら、その席は勉強以外はしないようにします。お茶を飲んだり、SNSをチェックするときは席を立って行い、何も持たずに席に戻ります。このように環境を設定すると、脳にかかる負担が減るので、勉強を先延ばしたり、面倒くさく感じるのを防ぐことができます。

毎日の生活のあらゆる場面で、場所＝行為の法則を使いこなしてみましょう。

第4章

昼―分―負債の法則

なぜ、午後の会議は眠くなるのか

14時から始まった会議で報告を聞いていたら、ふっと意識が飛んでいた、なんていうことはありませんか？　13時から15時に講義や会議があると、その時間の眠気を我慢するのが大変ですよね。なぜ、この時間は眠くなるのでしょうか。

昼食をとって満腹になったからでしょうか。

午前中の仕事を終えて気が緩んだからでしょうか。

いいえ、午後の眠気は個人の問題ではありません。

実は、午後の眠気は、私たちにもともと備わっている**睡眠―覚醒リズムの働き**によるものです。

睡眠―覚醒リズムでは、脳の働きを保つために、**1日に2回、大脳を積極的に眠**

らせるシステムが働きます。起床から8時間後と22時間後に眠気が起こるので、朝6時起床の場合、1回目は昼14時辺り、2回目は明け方4時辺りです。午後は昼食の有無に関係なく眠くなり、たとえ徹夜をしていたとしても、明け方4時ごろになると急に眠くなります。

次のページの図12は、イタリアで1993年から1997年の5年間に発生した高速道路の事故件数と発生時刻のグラフです。このグラフを見てみると、昼の14時と明け方の4時に事故件数が増えていることがわかります。

私自身も、様々な現場で研修をしてきた中で、産業事故、交通事故、医療事故、スポーツのけがこの時間帯に多いことを教えていただきました。1日に2回眠気が起こることは、防ぎようがないことなのです。

では、眠気とは作業を邪魔するネガティブな現象なのでしょうか？

そうではなく、眠気とは、覚醒し続けて疲弊した神経を修復し、さらに高いパフォーマンスを発揮させるための、脳による脳のための戦略的なシステムです。

図12：高速道路の事故件数と発生時間

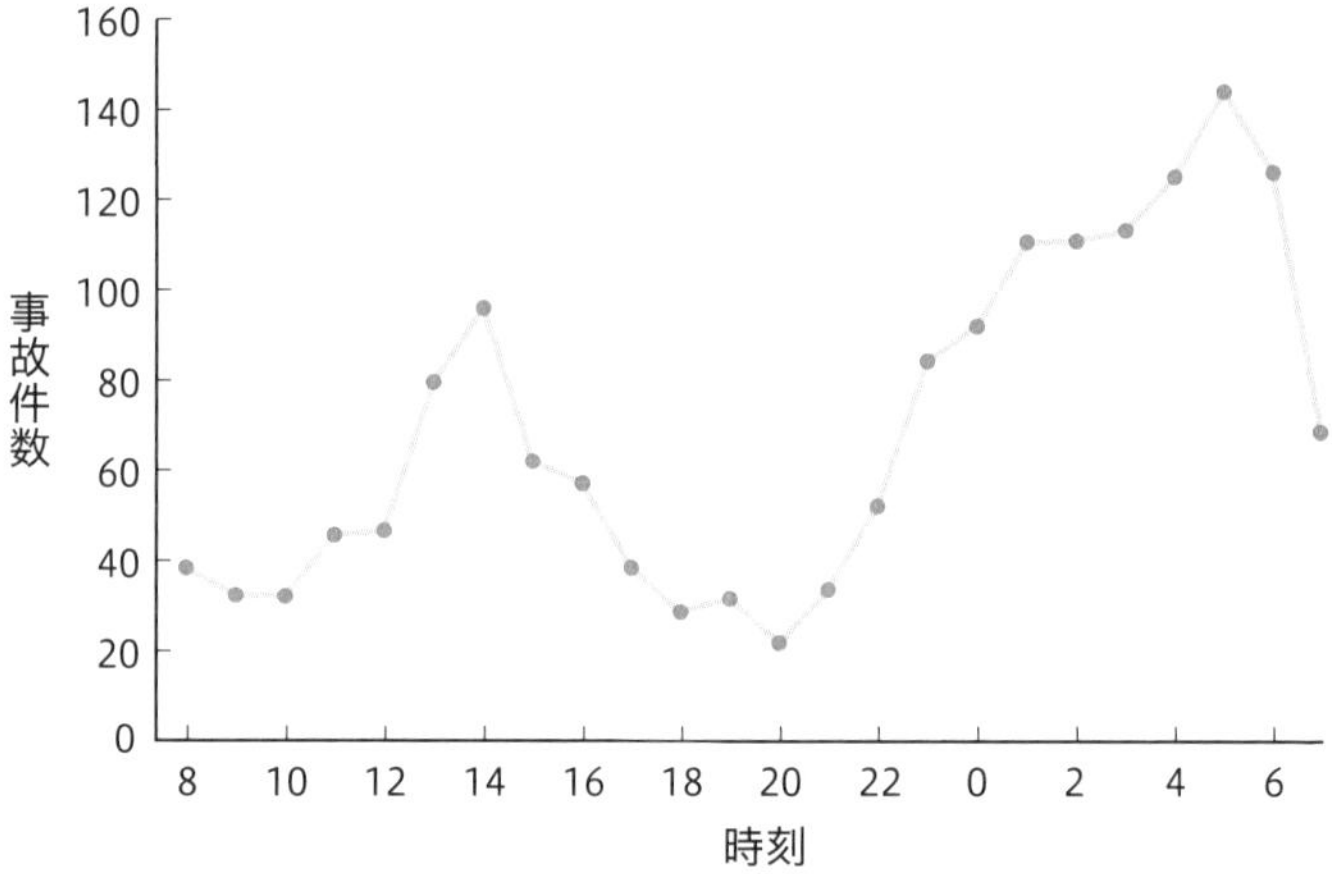

より正確に作業するためのポジティブな現象なのです。

眠気が脳の修復に使えるとわかれば、やみくもにこらえるだけではなく、上手に使いこなそうと発想できます。

この章では、脳の働きを客観的に管理するために「眠気」のメカニズムを使いこなす方法をお伝えしていきます。

ポジティブな現象である眠気のメカニズム

第３章で、生体リズムの最高中枢は脳の視交叉上核です、とお話ししました。これは、視交叉上核を取り去る手術をされると、生体リズムがなくなったという実験が基になっているのですが、のちに、視交叉上核が取り除かれても、規則的に眠ったり起きたりする睡眠―覚醒リズムが出現することが明らかになっています。

このことから、マスタークロックである視交叉上核の役割は、生体リズムの発信源なのではなく、環境と私たちの行動、それにともなう体内の生理的な変化を統合することだと考えられています。

睡眠―覚醒リズムは、１日に２回の眠気をもたらしますが、**そのタイミングは、第５章でお話しする深部体温のリズムや食事などのエネルギー代謝によっても変化します。**新しい事実が次々に明らかになってきていますが、１日に２回眠くなることは確かです。

ではなぜ、1日に2回、眠気が発生するのかということは、これはいまだに明らかになっていないのですが、昼の仮眠を経ると課題成績が向上したり、仮眠中に不要な神経が消去されていることなどから、**脳が安全に機能するための仕組み**だと考えられています。

眠気を利用すれば弱みが強みになる

私は以前、都内のタクシー会社にご協力いただき、12時から14時の間に仮眠をとるように全車に無線で連絡をしてもらうという取り組みをしました。タクシードライバーの方々は、この取り組みの前までは、経験則や乗車率を高めることを基準に休憩時間を決めていました。そして、昼の時間帯のニアミスや単独事故が一定数ありました。

それに対して、睡眠─覚醒リズムを基に休憩時間を設定した取り組み後は、**事故**

件数が半数に減り、その後数か月間経っても、その件数は増加しませんでした。

睡眠―覚醒リズムによる眠気は、安全で確実な仕事の妨げになりますが、その仕組みを理解して仕事のスケジュールを少し変えるだけで、より安全に仕事をするために利用することもできるのです。

カフェインで昼間の眠気がひどくなる⁉

眠気覚ましにコーヒーなどのカフェイン飲料を飲むことがありますか？

普段、飲まれているカフェインは、眠気覚ましになっていますか？　そのカフェインが、翌日の眠気の原因になっていたらどうでしょうか。

眠気覚ましにカフェインを摂取するという認識を持っている人は多いですが、実は、カフェインに眠気を覚ます作用はありません。眠気を吹き飛ばすような作用があるのではなく、**脳が眠いまま眠れなくなるのがカフェインの作用**です。

私たちが朝目覚めると、脳脊髄液の中に、睡眠物質プロスタグランディンD_2が溜まっていきます。目覚めた状態で時間が経過するほど溜まっていき、脳の外側を覆っている、くも膜のアデノシンの濃度を上昇させます。

アデノシンという名前は、アデノシン三リン酸（ＡＴＰ）という名前で聞いたことがある人もいるかもしれません。ＡＴＰは、私たち生体のエネルギー源です。これが日中の活動でエネルギーが燃やされて形を変え、最終的にアデノシンになって睡眠物質として働きます。エネルギーが代謝された産物が睡眠物質として働くという、とても合理的な仕組みになっています。

アデノシンは、脳の中に多く存在し神経を抑制する役割をもつＧＡＢＡの働きを促進します。ＧＡＢＡは、脳を目覚めさせているヒスタミン神経を抑制します。この働きによって、脳は眠るのです。

このうち、カフェインが作用するのが、アデノシンがＧＡＢＡの働きを促進する部分です。カフェインはこれをブロックするので、ＧＡＢＡによる神経の抑制が働きにくくなり、ヒスタミン神経が抑制されません。その結果、脳に睡眠物質は溜まっているにも関わらず、眠くなくなるのです。

図13：コーヒーの作用

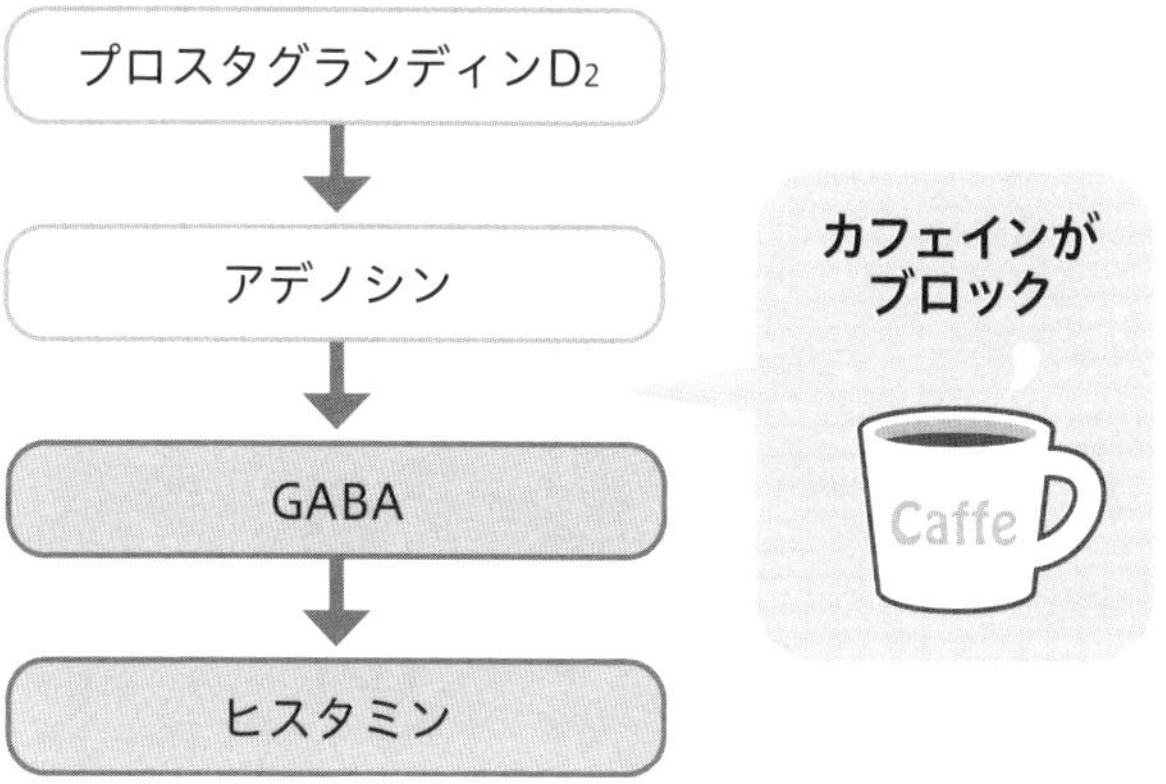

ここで注意しなければならないのが、**カフェインによる弊害**です。カフェインは、眠気を阻害しますが、同様に**夜間睡眠の質も低下**させてしまいます。

カフェインの摂取により、**睡眠中に歯ぎしりや食いしばりが増加する**ことが明らかになっています。睡眠中に歯ぎしりが出現すると、マイクロアローザルと呼ばれる、自覚しない短時間の覚醒が生じて、睡眠がプツプツと途切れます。これによって熟眠感がなくなり、昼間に眠気を催して、その対策としてカフェインを摂取する、という悪循環にはまってしまうことがあります。

脳が眠くなるまでの段階がわかると、より有効な眠気対策、快眠方法がわかります。カフェイン摂取で**無理やり眠気をブロックするよりも、眠気の根本の原因である睡眠物質を減らす方法、それが「計画仮眠」です。**

計画仮眠で脳の働きを管理する

計画仮眠を有効に活用するには、次の4つのポイントがあります。

①眠くなる前に目を閉じる

会議中に襲ってきた睡魔と闘いながら、どうにかして眠らないようにしようと頑張った挙句に、スッと意識を失う。ビクッと体が動いて目覚めたとき、ほんの少しでも眠れたにも関わらず、またこっくりこっくり船をこいでしまうことがありませんか？

眠気は、我慢すればするほど、結果的に眠かった時間が伸びてしまう、という性質があります。眠気をうまく管理するには、眠気には抗わないことが大切です。

睡眠―覚醒リズムでは、起床８時間後に眠くなりますが、その眠気のピークを過ぎると、生体リズムは徐々に覚醒に向かい、眠気は通り過ぎていきます。この波の眠気のピークのところで眠ってしまうと、睡眠の脳波が出現し、その脳波はしばらく続きます。一度出現した睡眠の脳波は、簡単に消失することができないので、次に覚醒に向かう波をつぶしてしまい、その結果、眠い時間帯が伸びてしまうのです。

一度睡眠が始まると目覚めた後もボーっと眠気が残る現象は、スピードを上げて走っている車がブレーキを踏んでも急に止まれない慣性の法則になぞらえて、**睡眠慣性**と呼ばれています。睡眠も始まってしまったら急には止まれないのです。

睡眠慣性による脳の働きの低下を防ぐには、睡眠―覚醒リズムの波で**まだ眠くないうちに未来の眠気を取り去るべく仮眠をする**必要があります。目安となるタイミングが、**起床から6時間後**です。

ちょうどお昼休み頃の時間帯に当たる人が多いと思います。お昼休みは、まだそれほど眠気がないと思いますが、このタイミングで目を閉じてみましょう。

ちなみに、**慢性的に睡眠不足になっている人ほど、睡眠慣性が起こりやすく、またボーっとする時間も長引くことが知られています。**不用意に居眠りしてしまい、午後の時間帯はほとんど作業ができなかった…なんてことがあったら、第3章でお話しした累積睡眠量を増やすことも必要です。

②仮眠時間は1から30分まで

2つ目のポイントは、仮眠時間の長さです。仮眠時間は、「最短で1分、最長で

図14：仮眠のタイミング

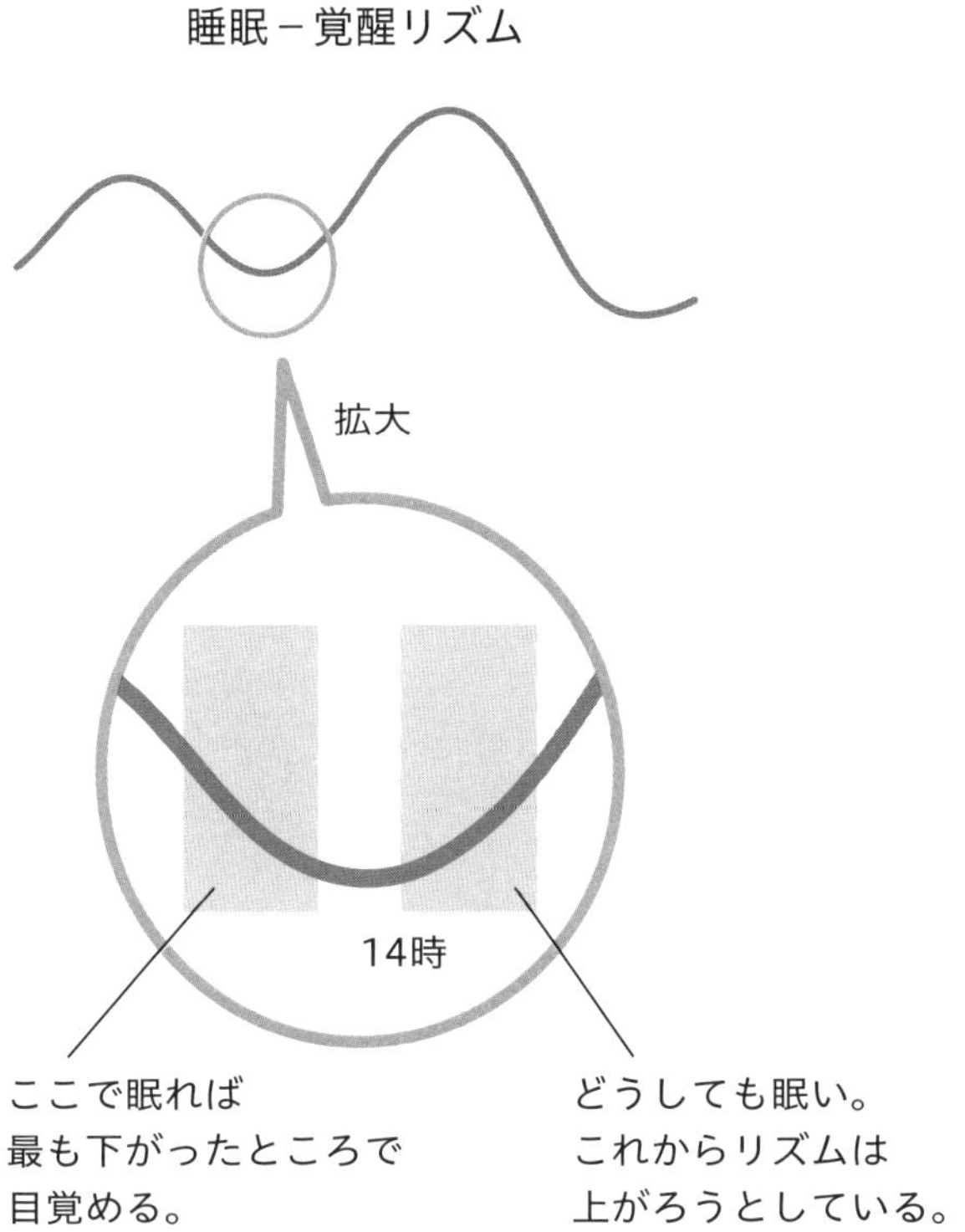
睡眠－覚醒リズム
拡大
14時
ここで眠れば
最も下がったところで
目覚める。
どうしても眠い。
これからリズムは
上がろうとしている。

30分」と覚えてください。「1分なんて、そんな短い時間では眠れない」と思うかもしれませんが、実際に眠る必要はなく、**目を閉じるだけで大丈夫**です。計画仮眠の目的は、眠るというより「脳波を変える」と考えてみましょう。

目を閉じると、脳波に8～13Hzのアルファ波が出現します。よく、リラックスしているときに出現する脳波として知られています。アルファ波は、目を閉じるだけで出現し、1分程度でも、主観的にスッキリしたという感覚をつくることができます。

仮眠の長さの目安は次の通りです。

- **1分～5分：主観的にスッキリしたという感覚をつくることができます。ただ、脳脊髄液に溜まった睡眠物質が分解されるには至りません。**
- **6～15分：睡眠物質が分解されて、仮眠前に比べて、仮眠後には課題成績が向上することが明らかになっています。最適な仮眠の長さです。**
- **16～30分：若年者や慢性的に睡眠不足の状態では、目を閉じて深い睡眠に入るま**

でのスピードが速いため、目覚めた後にボーっとする睡眠慣性が生じてしまうことがあります。

・31分以上：夜間の睡眠で出現するはずの深い睡眠の脳波が出現してしまい、夜間の睡眠の質の低下を招いてしまいます。

この目安を基に、時間がないときは1分でも、時間があれば10分程度、休日などでたっぷり時間があっても30分は超えないようにして実行してみましょう。

分単位でタイマーをかけると、何分の仮眠が自分にとって最適なのかがわかるようになっていきます。オフィスで実行してもらうと、「7分が一番スッキリ」「10分だといいけど12分だと起きたときにぼんやりする」など感想を教えていただきます。人それぞれなので、時間の長さはあくまでも目安として、自分に最適な仮眠時間を見つけてみましょう。

③座ったまま目を閉じる

第3章でお話ししたように、脳の目覚めている度合いである覚醒度は、重力の方向に影響を受けます。座って重力を上から受けている場合は、たとえ眠ったとしても、4段階（現在は3段階とする場合が多い）ある睡眠段階のうち、浅い睡眠である第2段階までしか到達しません。頭を横にして重力が横からかかると、あっという間に3から4段階の深い睡眠が出現してしまいます。

電車で眠ったときを振り返ってみてください。ガタゴト揺られて居眠りをし、頭が横になったときにパッと起きると、頭がボーっとして重くだるい感じになったのではないでしょうか。これは、深い睡眠が出た瞬間に目覚めさせられたという現象です。ひどい睡眠慣性で、むしろ仮眠をする前より眠気がひどくなってしまいます。

夜の睡眠の質を妨げず、睡眠慣性の出現も防ぐために、**計画仮眠では座ったまま眠ったり、椅子をリクライニングさせて少し頭が起こされた状態で眠る**ようにしてみましょう。

机に頭を伏せるのはどうですか？とご質問いただくことがあります。眠っている顔を周りの人に見られるというのも、落ち着かないですよね。頭を横にすると深い睡眠の脳波は出やすくなりますが、不用意に深い眠りに入らなければ大丈夫なので、休みやすい体勢で大丈夫です。継続していると、そろそろ深い睡眠に入りそう、という感覚がわかるようになってきます。「このまま眠ったら気持ちがいいだろうな」というあたりで目を開けるのがちょうどいいタイミングで、その後の頭がスッキリします。

★さらに応用してレベルアップ！★

眠気を取り去りたいときは座ったままの仮眠がよいですが、**寝不足が続いていたり、昼の時間帯しかまとめて睡眠がとれない、という場合は、完全に体を横たえて頭も横になるようにしましょう。**

以前、タクシー会社の研修をしていた際、優秀なドライバーの方が、短時間の仮眠でもスッキリするために実践していたある方法があります。それは、坂道に車を止めて、シートをリクライニングして仮眠する、というものでした。多くの車は、運転席をリクライニングしても完全にフラットにはなりません。そこで、坂道に車を止めて頭を完全に水平にしていたのです。同様に、徹夜の勤務や交代勤務の人たちの中では、短時間で生産性を回復させるために、中途半端に頭を高くせず、完全にフラットにして眠る方法を実施している人たちが多くいました。

眠気を取り去りたいときには地面に対して頭は垂直に、疲れを取り去りたいときは地面に対して水平に、という基準で使い分けてみましょう。

④起きる時間を3回唱える

ちょっと仮眠するつもりが、1時間も眠ってしまった！なんていう経験はありませんか？　実は、眠り過ぎてしまったのには原因があります。それは、起きる時間を決めていなかったことです。

実は脳には、自らを時間通りに目覚めさせる便利なシステムが備わっています。使い方は簡単です。「○分後に起きる」と頭の中で3回唱える、それだけです。

この方法は、**自己覚醒法**と呼ばれています。「1分後に起きる」と頭の中で3回唱えてから目を閉じると、1分の少し前から心拍数が上昇して起きる準備が整うことが明らかになっているのです。自己覚醒法は、練習するほど狙った時間に起きられるようになる練習効果が認められています。

なんとしても避けたいのは、「なんとなく眠ってしまった」という仮眠です。**意図せずに眠ったり、どのくらい眠るかを決めずに眠ってしまうと、起きた後に睡眠慣性が発生してしまいます。**1分でも30分でも、計画仮眠の終了を決めて実行しましょう。タイマーで最適な仮眠時間を見つける場合も、タイマーをかけるだけではなく、頭の中でも言語化してみましょう。

これら4つのポイントをおさえて、眠いか眠くないかに関わらず、脳の働きを客観的に管理してみましょう。

計画仮眠は、実行する時間帯をそろえると、より有効に眠気を取り去ることができます。例えば、12時から13時の間の30分以内、というように1時間程度の幅の中で実行すると決めたら、平日は毎日、できれば休日も同じ時間帯で実施していると、睡眠と覚醒の振幅を強調することができ、計画仮眠前後の脳の覚醒を高めることができます。

生理現象を操って生産性を上げる

計画仮眠の効果を検証したユニークな実験があります。

実験では、2つのグループに分かれて、画面に表示されるシグナルに素早く反応するというテストを1日4回実施しています。テストの時間は、10時、12時、14時、16時です。脳は、目覚めている時間が長いほど、反応速度が遅くなるのですが、1つのグループでは、その通りの結果になり、10時から16時にかけて徐々に反応速度が遅くなりました。
そこで、もう1つのグループには、12時から14時の間に30分間の**仮眠**をとらせました。その結果、12時までは反応速度が遅くなりましたが、それ以降は遅くなることがありませんでした。つまり、仮眠によって、脳の機能低下を防ぐことができたということです。

これだけでは、面白くないので、この実験では仮眠をしないグループに、**報酬**を設定しました。早く反応できたらご褒美をもらえる、という設定です。こんな設定になったら、とてもやる気が出そうですよね。その結果はどうだったかというと、報酬が設定されていなかったときと変わりなく、反応速度は時間とともに低下しました。

第1章で、ご褒美はやる気にならない、とお話しました。
心理的な対策より、生理的な対策が有効。ここでも、睡眠が生理現象であるということを改めて理解していただけると思います。

なんとしても避けたい就寝前のウトウト居眠り

ここまでは、昼間の眠気の対策についてお話ししてきましたが、睡眠―覚醒リズムは、夜の睡眠の改善にも活用できます。

眠っていない時間が長ければ長いほど、その後の睡眠の質が向上するという仕組みがあり、これは睡眠圧（Ｓｌｅｅｐ Ｐｒｅｓｓｕｒｅ）と呼ばれています。これは過去に、徹夜で遊んだ後、翌日もそのまま仕事に行ったとき、その晩にすごく眠くなってぐっすり眠れた、ということで経験した人も多いのではないでしょうか。

ここで、質問です。

夕食後にテレビの前のソファでリラックスしているときに、ウトウト居眠りをしてしまうことがありませんか？

この居眠りはなんとしても避けたいです。

このウトウトによって、睡眠圧が失われて睡眠の質が低下します。すると、朝になっても疲れがとれずに、帰宅後にウトウトしてしまう、という悪循環が発生します。

睡眠の質を最低限確保するには、睡眠前に起きている時間が7時間は必要です。0時に就寝するスケジュールだとすると、少なくとも17時以降は眠らずに過ごすことができれば、睡眠の質は確保できます。

就寝前のウトウトを簡単に避けられる方法があります。それは、普段ウトウトしている場所に座らないことです。振り返ってみると、就寝前にウトウトしてしまう場合は、テレビの前のソファなど、同じ場所で居眠りしているはずです。第3章のコラムでお話しした海馬と扁桃体の仕組みにより、「そこに座れば眠る」ということを脳が学習していきます。この学習によって、たいして疲れていない日まで居眠りしてしまい、睡眠の質を無駄に低下させているのです。

そこで、休日やそれほど疲れていない日は、あえてその場所とは別の場所で過ごしてみましょう。居眠りせずに済みますので、充分な睡眠圧をもってベッドでどーんと眠れれば、悪循環を断ち切ることができます。

不眠脱却のカギは睡眠圧

睡眠圧の仕組みがわかると、不眠症への対策も取りやすくなります。

例えば、夜になっても眠くならない日に無理やり就寝すると、ベッドは眠れない場所だと学習されて眠れないことが慢性化します。眠らずにベッドに入っていることが不眠の要因なのですが、そうはいっても、「なんとしてでも眠りたい」「もしベッドを出たらそのまま朝まで眠れないかもしれない」という不安からなかなかベッドを出られないこともあります。

これを睡眠圧の仕組みから捉え直してみます。**眠くないならベッドに入らない。**それで朝まで眠れなかったら、それは睡眠圧が高まっているということです。そのまま日中も頑張って眠らずに夜まで過ごせば、ものすごく高まった睡眠圧によって起きていることに耐えられなくなりぐっすり眠ってしまいます。このように、睡眠圧の仕組みがわかると、その日に何としても眠らなければならないという囚われから離れることができます。

その日眠れたかどうか、ではなく、その日やりたいことがやりたいようにできているかに注目しましょう。やりたいことができていれば、何も毎日必ず眠らなければならないわけではありません。「明日には眠れるだろう」と考えられるようになれば、気分がラクになって眠る前の心拍数も下がりやすくなります。

睡眠圧の仕組みは、不規則な勤務や交代制の勤務でも睡眠を確保するために重要な役割を担います。不規則な生活での眠り方については、第６章のコラムで、詳しくお話しします。

計画仮眠と睡眠圧を使い分ける

睡眠圧の話は、計画仮眠の話と矛盾するのではないか？と思われた人もいるかもしれません。結局、仮眠はしたほうがいいの？しないほうがいいの？と混乱してしまわないように、仮眠を使うかどうかの判断基準を知っておきましょう。

普段の朝の寝起きを振り返ってみてください。寝起きがある程度スッキリして、眠る前に比べて起きた後のほうが、頭や体がスッキリしているという場合は、睡眠の質が良いというサインです。この場合は、計画仮眠を用いても、夜の睡眠の質には影響がありません。

普段の朝の寝起きが悪い、と感じる人は、睡眠の質を改善することが先決です。計画仮眠よりも先に、睡眠圧を使って夜の睡眠の質を高めてみましょう。

睡眠の質が改善したら睡眠量を増やす

睡眠圧を使えば、睡眠の質が改善します。質の問題が解決したら、睡眠量の問題も解消していきましょう。慢性的な睡眠量の不足は「睡眠負債」という用語で、一般的に知られるようになりました。

あなたは、自分が睡眠不足だと思いますか？

自分が睡眠不足かをチェックできるポイントが、2つあります。

①就寝して、あっという間に眠れる

通常、脳は目を閉じてから眠りに入るまでに10分程度かかります。ややもやとまどろむような時間があり、徐々に意識を失って睡眠に入っていくのです。

「枕に頭がついたら一瞬で眠っている」というのは、慢性的に睡眠が不足しているサインです。数分でも早寝をしてみて、累積睡眠量を増やしましょう。

②起床4時間後に眠気がある

起床4時間後は、1日を通して最も脳波活動が活発で、最も頭がよく働く時間帯です。その時間帯に、あくびをしていたり、だるい、集中できない、ということがあったら、睡眠不足だと認識しましょう。

睡眠時間を増やしていくと、自然に適切な量で安定します。「睡眠不足ではない」と言っている人たちを好きなだけ眠らせた実験では、10時間以上の睡眠をとりました。睡眠時間は日を追うごとに短くなっていき、実験9日目で8時間強の睡眠になって、それ以降はほぼ同じ時間数眠るようになりました。

すんなり眠れるならば、睡眠量を増やすチャンスです。数分でも早寝をして、起床4時間後のハイパフォーマンスをつくりましょう。

眠り過ぎてしまう人の対策は

「私は休日、予定がない日は1日中眠っている」という人もいます。眠り過ぎてしまう場合にも、対策を立てておきましょう。

最初に疑うのは、夜の睡眠の質が悪いことです。

深い睡眠をつくる脳波であるデルタ波が、全体の睡眠の20％程度出現すると、睡眠時間は無駄に伸びることがなく適切なタイミングで起きるようになります（ただし例外として、12時間以上の睡眠をとっていると再びデルタ波が出現することがあります。この現象のメカニズムはいまだに明らかになっていません）。

そこで、第3章の朝と夜の明暗を強調したり、第5章でお話しする起床11時間後の深部体温を高めて、深い睡眠をつくるのが最初にやるべきことです。

次にやるべきことは、**「絶対に眠らない時間帯」をつくる**ことです。「1日中眠っている」という人でも、大抵の場合は、19時から0時までは起きています。この5時間で睡眠圧を溜めているわけですが、最低7時間は起きていないと深い睡眠が得られないので、「絶対に眠らない時間帯」を伸ばします。

「ずっと眠っている」とは言っても、大抵は3時間毎に目覚めては眠るということを繰り返しています。例えば、平日は7時に起きている場合、休日には10時、13

時、16時、19時には目覚めていることが多いです。

ここで質問です。もし、休日に寝だめをしてもまだ眠かったら、もっと眠らないといけない、と思いますか？「はい」と答える人は、この機会に認識を変えてみましょう。**その追加した睡眠は余分な睡眠であり、あえて眠らないほうが夜の睡眠の質が上がります。**

睡眠は、追加したらその分だけ元気になるはずです。

先ほどの例の場合、16時に目覚めたときよりも、19時に目覚めたときのほうが元気になったという感じがないならば、この3時間の睡眠は余分だと考えて眠らないようにします。16時から0時は絶対に眠らない時間帯にするのです。

すると、総睡眠時間を減らしたにも関わらず、弊害はなく、むしろ調子が良いということに気づくと思います。そうしたら、次は13時と16時の目覚めを比べて、元気になっているわけでもなかったら、13時以降は眠らないようにします。この手順で「絶対に眠らない時間帯」を増やしていくと、夜間の睡眠の質が上がって睡眠は適切な量になっていきます。

睡眠コアタイムを5時間確保する

同じように、どんなスケジュールでも**「絶対に眠っている時間帯」のことを、睡眠コアタイムと呼びます。**コアタイムが長いほど、睡眠―覚醒リズムは安定し、たとえ乱されても、すぐにリズムが戻るようになります。

次のページの図を見てください。これは、土日が休みの企業で働く人のある1週間の睡眠の記録です。眠っていた時間を塗りつぶしてあります。

この記録のうち、最も遅く眠ったのが朝の4時で、最も早く起きたのが朝の6時30分です。ということは、睡眠コアタイムは2時間半しかありません。

睡眠コアタイムが短くなると、眠らないはずの時間帯に眠ったり、眠るはずの時間帯に起きていることが生じます。すると、睡眠と覚醒の落差はあいまいになります。**起きているときはいつもボーっとしてしまい、眠っているときはぐっすり深く眠らなくなってしまうのです。**睡眠コアタイムからはみ出した時間帯に寝だめをしても、睡眠不足による昼間の眠気の解消にはならない、ということを覚えておきましょう。

もし、あっという間に寝つけるのであれば、週末に昼頃まで眠って睡眠時間をかせぐのではなく、夜中の3時に就寝してみれば、同じ時間数眠りつつ、コアタイムは1時間増やすことができます。

臨床的に、目指すコアタイムの長さは5時間です。**コアタイムを5時間つくることができれば、ひとまず睡眠は安定します。**

図15：睡眠ー覚醒リズムとコアタイム

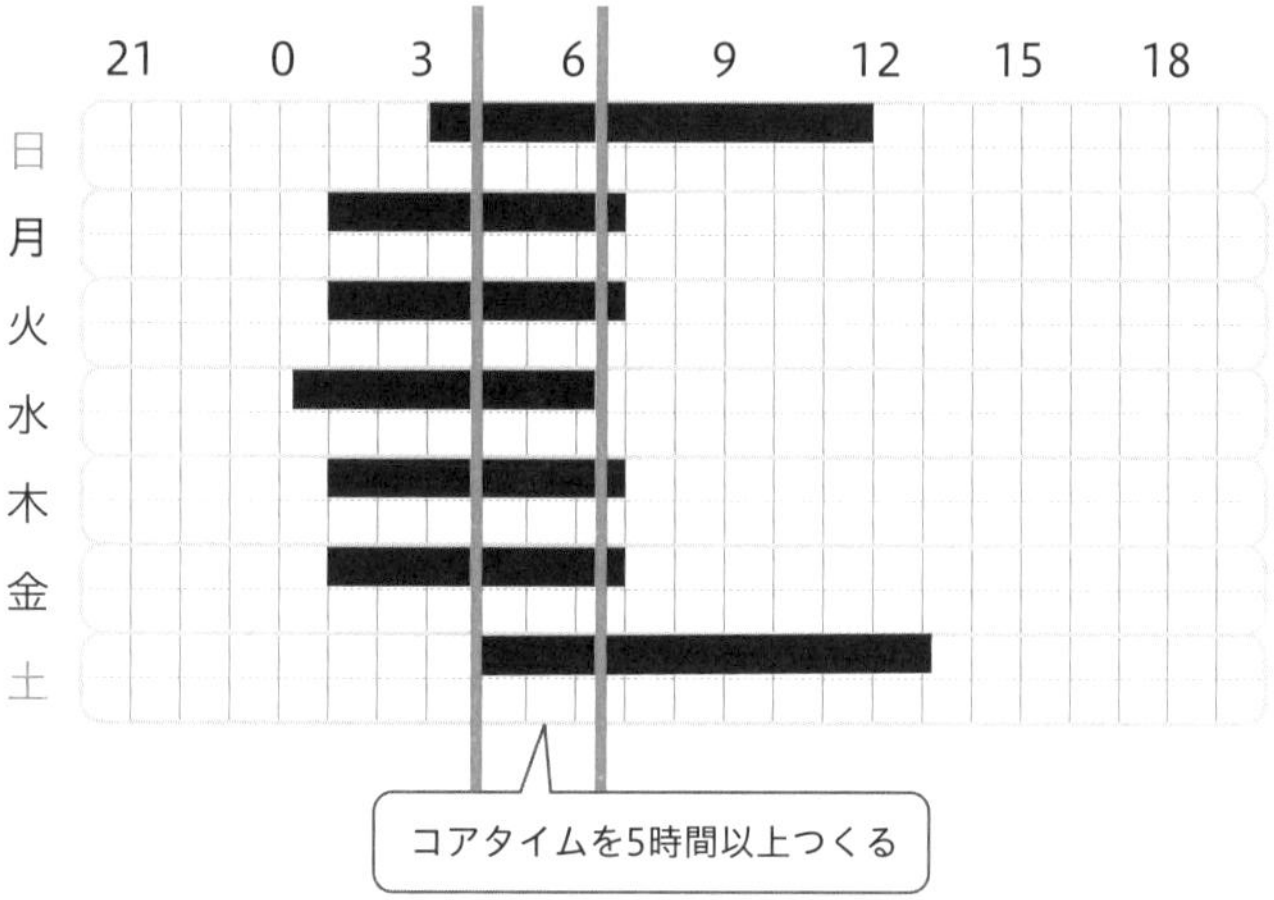

第４章で伝えたいこと

昼５分―負債の法則
「起床から６時間後に目を閉じる」

◎計画仮眠の４つのコツ
①眠くなる前に目を閉じる　②１分から30分まで
③座ったまま眠る　④起きる時間を３回唱える

◎ご褒美より仮眠の方が生産性が向上する。

◎就寝前のウトウトを避ける。

◎「あっという間に眠れる」「起床４時間後に眠気」があったら睡眠不足。

◎寝だめをしても眠かったら、その寝だめをやめた方が夜の睡眠の質が上がる。

◎睡眠コアタイムを５時間確保する。

コラム

無理やり眠ろうとしていませんか？

眠ることは一生やり続けることです。その長い年月の間に、ショックな出来事や自然災害などで、睡眠が乱されることは誰にでもあります。眠りに悩む人には、睡眠が乱れてはだめ、と考えている人が多いです。乱されることを前提にして、乱されたらどうすればよいかを知っておくことが、快適な睡眠を得るための到達点です。

30代の女性の例を見てみましょう。職場の上司とうまくいかずに眠れない、ということで来院されました。

寝つけないと、「眠らなくては」と焦ったり不安になり、翌日も「今夜も眠れないんじゃないか」と不安になり、また寝つけないということが続いてしまっていました。

そこで、まずは「睡眠はあくまで日中を元気に過ごすための手段であって、目的化してはならない」という考えを持っていただきました。そのうえで、睡眠の法則を実践しつつ睡眠圧の仕組みを覚えていただきました。

ショックな出来事があったら眠れないのは当然だと認識していただき、眠らないと翌日元気に過ごせないのかを観察してもらいました。

睡眠改善を始めてしばらくして、親戚が家に来たときにショックなことを言われた日の夜について、こんな話をしてくださいました。

「親戚にショックなことを言われたので、この間の話の通りなら、今夜は眠れないのだということになりますよね。眠れると期待しているとがっかりして落ち込んでしまうので、今日は眠れないんだなと朝まで眠らずにいました。もう寝なくてもいいやと思っていたら、明け方には体がだるくなって2時間くらい眠りました。翌日のパフォーマンスを観察してみようと思ったら、2時間しか眠っていないのに意外と体調はそんなに悪くなく、夜になったらすごく眠くなったので寝てみたら朝まで眠れました。」

睡眠—覚醒リズムや睡眠圧の仕組みがわかると、自分のことを客観的に見ることができるようになります。ただ不安で焦っていた頃に比べて、対処方法がわかっているので、「眠れない＝悪」ではなくなったということです。

「眠るのをやめたら、明け方だるくなって2時間眠ってしまった」という現象は、次の第5章体温の法則によるものです。仕組みがわかれば、起こって当然のことが起こっているだけなので、不安は自然に遠ざかっていきます。

第5章

夕方―分―体温の法則

休日の夕方に、寝転んでいませんか？

休日は、昼間に買い物に出て街を歩き回り、帰宅すると疲れてソファで一休み。そのままウトウト眠ってしまい、目が覚めて夕食の支度を始める。こんな当たり前のような休日の過ごし方で、生体リズムは乱れ、睡眠の質は低下し、月曜日の朝が憂うつになります。

どこが問題か、わかりますか？

第4章で、睡眠圧の仕組みを知っていただいたので、眠るつもりではなくウトウト眠ってしまったことが問題だ、ということは理解していただけると思います。その日の夜の睡眠の質が悪くなってしまう、ということでしたね。

さらにもう1つ、重要なポイントがあります。この章では、その日の睡眠だけでなく、その後の睡眠の質にも影響してしまう問題を扱います。**横になったり眠ってしまったのが、夕方であること。これが、慢性的な睡眠の不調を招きます。**

なぜ、夕方に横になってはいけないのか。

それは3つ目の生体リズムである、**深部体温リズム**が関係します。

深部体温リズムを知る

体温には、大きく分けて2種類あります。体の表面の体温と、深部の体温です。いつも体温計で計っているのは表面体温で、深部体温は、直腸から計ることから直腸体温とも呼ばれます。

第1章で体温調節の図を見ていただいたように、表面体温と深部体温には、機能的なつながりがあります。表面体温は、外気温に応じて放熱や蓄熱を使って深部体温を一定に保つように働き、深部体温は、時間帯によって高くなったり低くなったりすることで、代謝の調節をしています。

深部体温は、起床11時間後に最高になり、22時間後に最低になります。

★朝★

朝目覚めたときは、深部体温が上がり始めています。体温の上昇に伴って、徐々にパフォーマンスが上がっていきます。

例えば、運動不足を解消しよう！、と張り切って朝ランニングをしてみたら、その後すごく疲れてしまい、1日中だるかった、という体験をしたことがあるかもしれません。深部体温がまだ低く代謝が低い時間帯に、運動によって急激に心拍数を上げたことで大きな負担がかかってしまったのです。

まだ深部体温が低い時間帯に運動するならば、最初に温かい飲み物を飲んでから動き始めると、直接深部体温を上げられて、負担を少なく済ませることができます。

★昼★

日中は夕方に向かって深部体温は上がっていき、体のパフォーマンスは上がっていきます。起床11時間後辺りを境に、深部体温は低下していき代謝率は低下してパフォーマンスも低下していきます。

例えば、あなたに握力計を渡して、朝と夕方で握力を計ってもらうと、夕方のほうが握力が高いはずです。スポーツの分野では、朝よりも夕方の時間帯のほうが好記録が出ることや持久力が高まることが知られています。

☆夜☆

夕方の最高体温との落差が大きいほど、就寝前に眠気を感じ、入眠後は深い睡眠に入ります。

夜になっても眠らずにいたとしても、深部体温は下がり続けます。起床22時間後になると、深部体温は最低になり、起きていられなくなるので、徹夜をするつもりだったとしてもこの時間帯にはウトウト眠ってしまうことが多いです。

そして、朝に向かって深部体温が上昇していきます。

このように、深部体温リズムは、私たちの行動を裏で操っているのです。

なぜ、就寝時間になっても眠くならないのか

深部体温リズムの不具合によって起こる睡眠のトラブルは、2つあります。

①最高体温と最低体温の高低差が小さくなる
②リズムが遅れて深部体温が下がらないうちに就寝時間をむかえる

①最高体温と最低体温の高低差が小さくなる

深部体温の高低差を自ら小さくしてしまうのが、夕方に眠ることです。夕方に眠るとその後元気になるので、夜にやりたいことができるようになるのですが、これ

は客観的に見直すと、「夜になっても眠れなくなった」ということです。

姿勢を横たえたり、座っていても深部体温は下がってしまいます。座っているよりは立っているほうが体温は上がりますし、立っているよりは歩いていたりエクササイズをしているほうが体温は上がります。夕方に立ったり動いたりする用事をつくり、普通に生活しているだけで夕方には深部体温が上がるように、生活スケジュールを組んでみましょう。

年齢を重ねるほど、ぐっすりと眠れなくなってきた、と感じている人も多いのではないでしょうか。実は、**年齢を重ねるほど深部体温の高低差が小さくなっていく傾向があります**。24時間連続して深部体温を測定すると、高齢になるほど夜に向かう時間帯の深部体温の低下が小さく、深部体温の低下が小さい人ほど寝つきが悪くなることが明らかになっています。

年齢を重ねるほど、睡眠のための運動が重要になってくるのです。

図16：不眠症の人の深部体温リズム

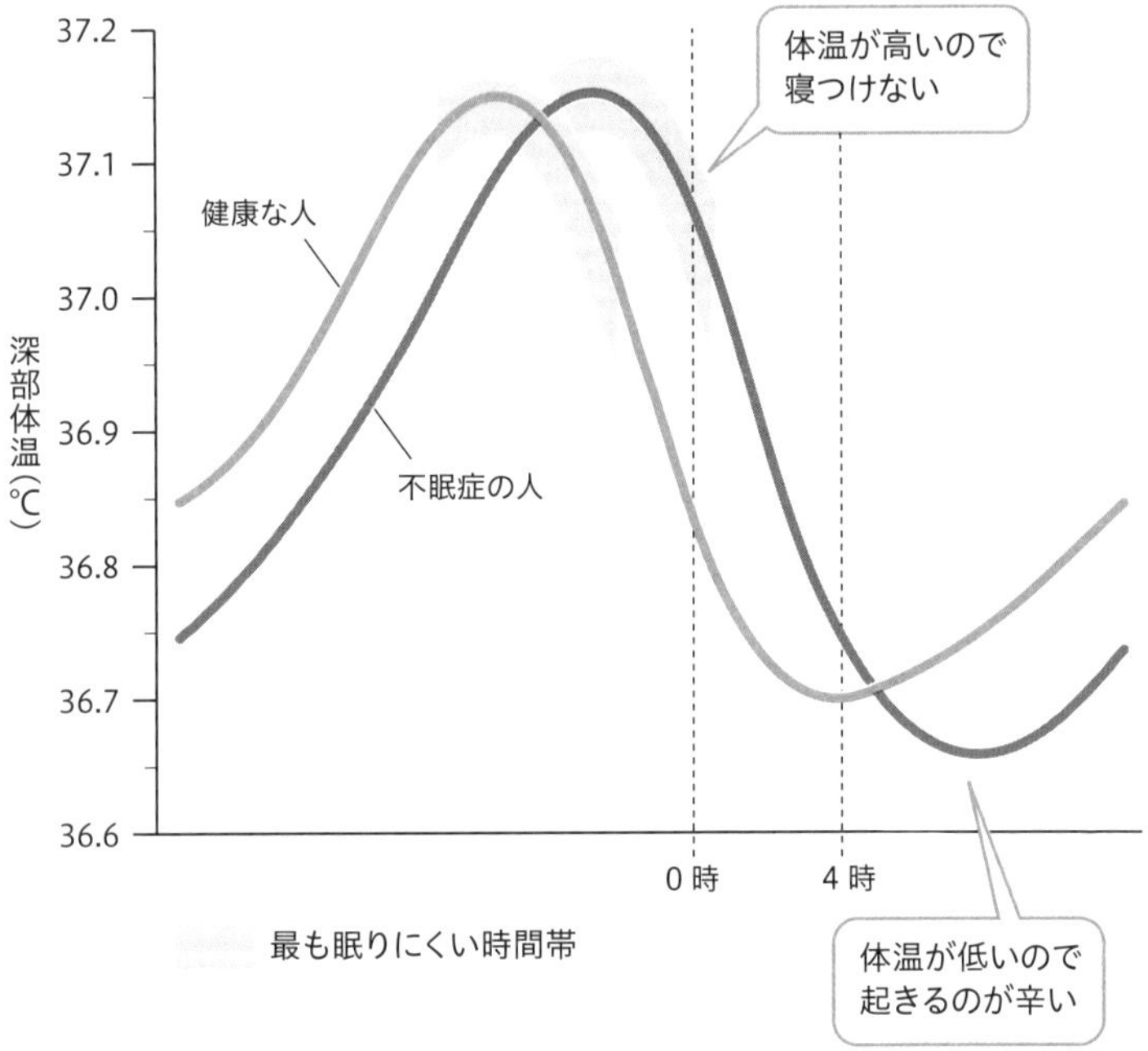

②深部体温が下がらないうちに就寝時間をむかえる

休日の朝の寝だめによって、深部体温リズムが遅れていくことがあります。

例えば、普段7時に起床して0時に就寝する生活をしていたとして、深部体温リズムが3時間ずれると、最高体温は21時になり、最低体温は朝8時になります。

就寝するタイミングではまだ深部体温が高く保たれているので寝つけず、朝起きる時間になってもまだ深部体温が低いので起きられなくなってしまいます。

ミトコンドリアを増やし、リズムを強化する

深部体温リズムによる2つの睡眠トラブルを防ぐ方法をご紹介します。キーワードは、「ミトコンドリア」です。

ミトコンドリアは、脳や筋肉、褐色脂肪細胞に多く存在していて、エネルギーを産生しています。

人間には、エネルギーをつくる系統が2つあります。糖質を燃やして瞬発的に大きなエネルギーをつくる解糖系と、糖質、タンパク質、脂質すべてを使用して持続的にエネルギーをつくるミトコンドリア系です。

この2つの系統は、年齢によって使われる割合が変わってくると考えられていま す。10代の頃は、解糖系が優位に働きます。疲れても甘い物や高カロリーの物を食べればすぐに元気になったり、一気に集中して課題をこなし、その後、長時間泥のように眠るなど、パフォーマンスのアップダウンが激しいのが特徴です。

ところが、年齢を重ねていくと解糖系が徐々に使用されなくなっていき、**40代を境に、ミトコンドリア系が優位に働くようになります。**よく「30代になったら徹夜ができなくなった」と言うことがありますが、一度に大きなエネルギーを使用することができなくなっていくのです。

ミトコンドリアを上手に使えば、疲れにくくやるべきことも実行できて、夜も満足のいく睡眠を得ることができます。

起床から11時間後にスクワット10回が目安

ミトコンドリアを多く含む褐色脂肪細胞は、背中や肩甲骨の周り、骨盤内に多く存在します。そして、運動によって白色脂肪細胞は褐色化するので、運動でミトコンドリアを増やすことができるのです。

では、どんな運動をすればよいでしょうか。

簡単にできる運動と、運動ができない場合でもできることをご紹介します。

起床11時間後の運動では、**スクワット10回**がお勧めです。１分程度でできる運動ですが、運動強度はこの程度で充分です。重要なのは、強度よりも運動の頻度です。深部体温リズムを整えるには、**最低週４日以上運動をする**ようにしましょう。

第６章で詳しくお話ししますが、理想のリズムを１週間のうち過半数つくることができれば、後は自然に全体のリズムが整っていきます。週４日が最低頻度で、運動をした日の割合が多いほど、早くリズムが整うということです。頑張って激しい運動をしても、実行した日が週3日以下だとリズムは整いません。低強度高頻度が、成功の秘訣です。

運動をできなくても、姿勢をつくるだけでも深部体温を上げることができます。早速、姿勢をつくってみましょう。

①椅子に座った状態で、両肩を耳に着けるようにできるだけ高く挙げます。
②そのまま肩をできるだけ後ろ（背中側）に引きます。目一杯後ろに引いたところで、力を抜いてストンッと肩を下ろします。
③肛門をしっかり閉めます。
④肩甲骨を肛門に向かってグーッと引き下げます。そのまま呼吸を止めないようにして5秒数えます。5秒経ったら力を抜いてみましょう。

これを3回ほど繰り返してみてください。

背筋を伸ばす運動のポイント

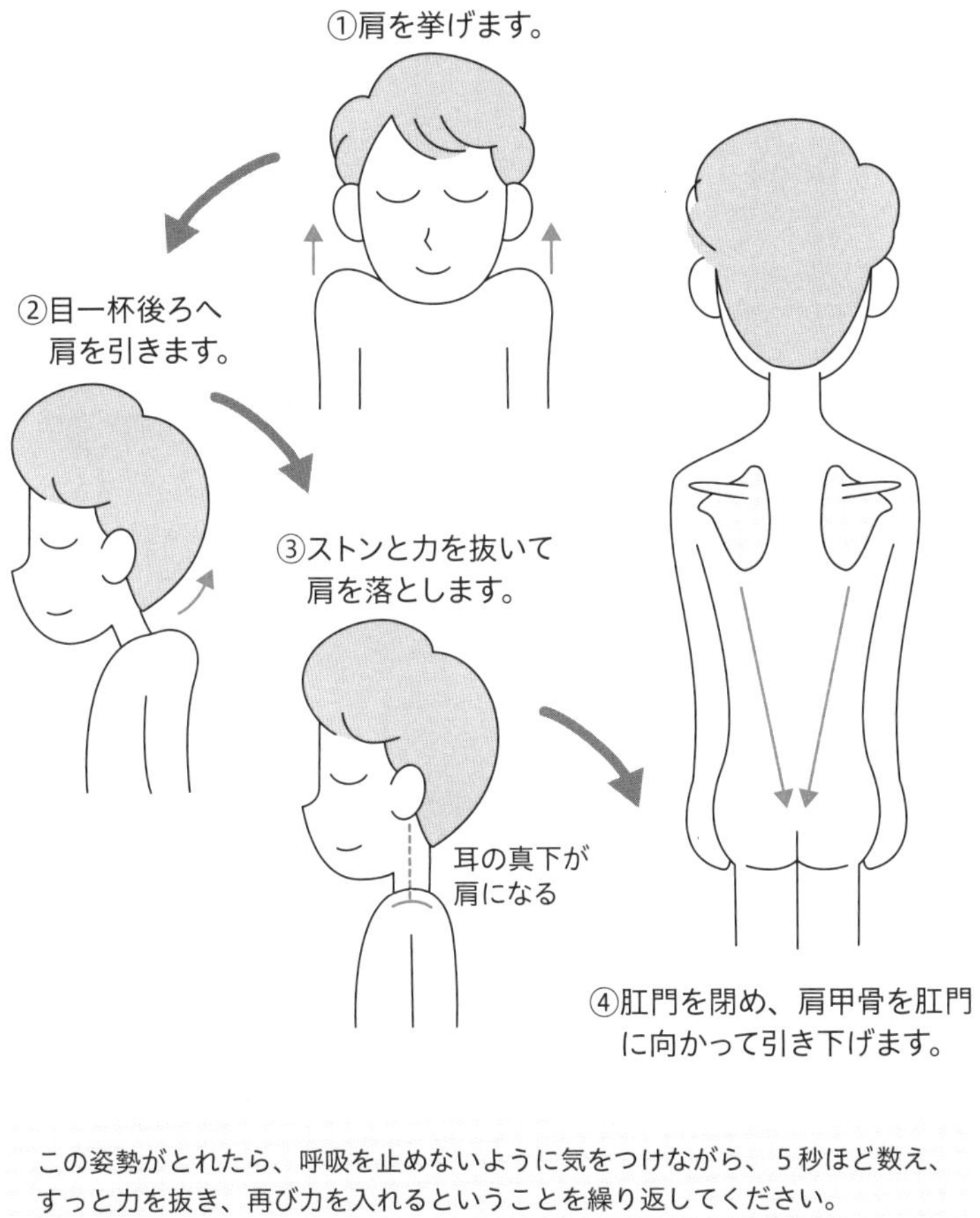
①肩を挙げます。
②目一杯後ろへ
肩を引きます。
③ストンと力を抜いて
肩を落とします。
耳の真下が
肩になる
④肛門を閉め、肩甲骨を肛門
に向かって引き下げます。

この姿勢がとれたら、呼吸を止めないように気をつけながら、５秒ほど数え、すっと力を抜き、再び力を入れるということを繰り返してください。

①②で肩甲骨が正しい位置になります。ずいぶん肩が後ろにある感じがするかもしれません。肩が後ろにあるように感じる人は、それだけ普段、肩甲骨が外側に開いてしまっているということです。この肩甲骨の位置を変えるだけでも、動き方が変わるので、普通に行動しているだけでもミトコンドリアを増やすことができます。

③で肛門が閉まると、下腹部に力が入り、足を組んだり姿勢を崩すことができなくなります。肛門を閉めて歩いたり階段を上ったりするだけでも、効果的に深部体温を上げることができます。

女性は、男性に比べて筋肉量が少ないうえに、更年期に差し掛かると若年女性よりも夜間に深部体温が下がりにくくなることが知られています。低強度高頻度の運動で、積極的に深部体温リズムを強化していきましょう。

入浴で深部体温急低下の勢いをつける

運動でリズムが強化できたら、入浴を使ってさらにリズムを強調しましょう。入浴で睡眠の質が上がるのは、深部体温リズムに反動がつくからです。図17のように、就寝時間に向けて下がっていく深部体温が、入浴によって一旦上がると、その反動で急激に下がります。

ホメオスタシスの原理では、上がった体温が元に戻るときに、一旦基準の体温よりも下がる振り幅がつくられます。この**急激な深部体温の低下が強い眠気をもたらし、そのまま眠ることができれば、最初の睡眠が深くなります。**

起床11時間後に眠ってしまったり、あまり動かない生活スケジュールで、深部体温リズムの勾配がもともと低い場合は、就寝前に入浴によって体温が上がっても、強い反動は起こらないので、それほど睡眠に変化は起こりません。

基準となる深部体温リズムの勾配を大きくしておくことで、入浴後の良質な睡眠

図17：就寝前の入浴による入眠効果

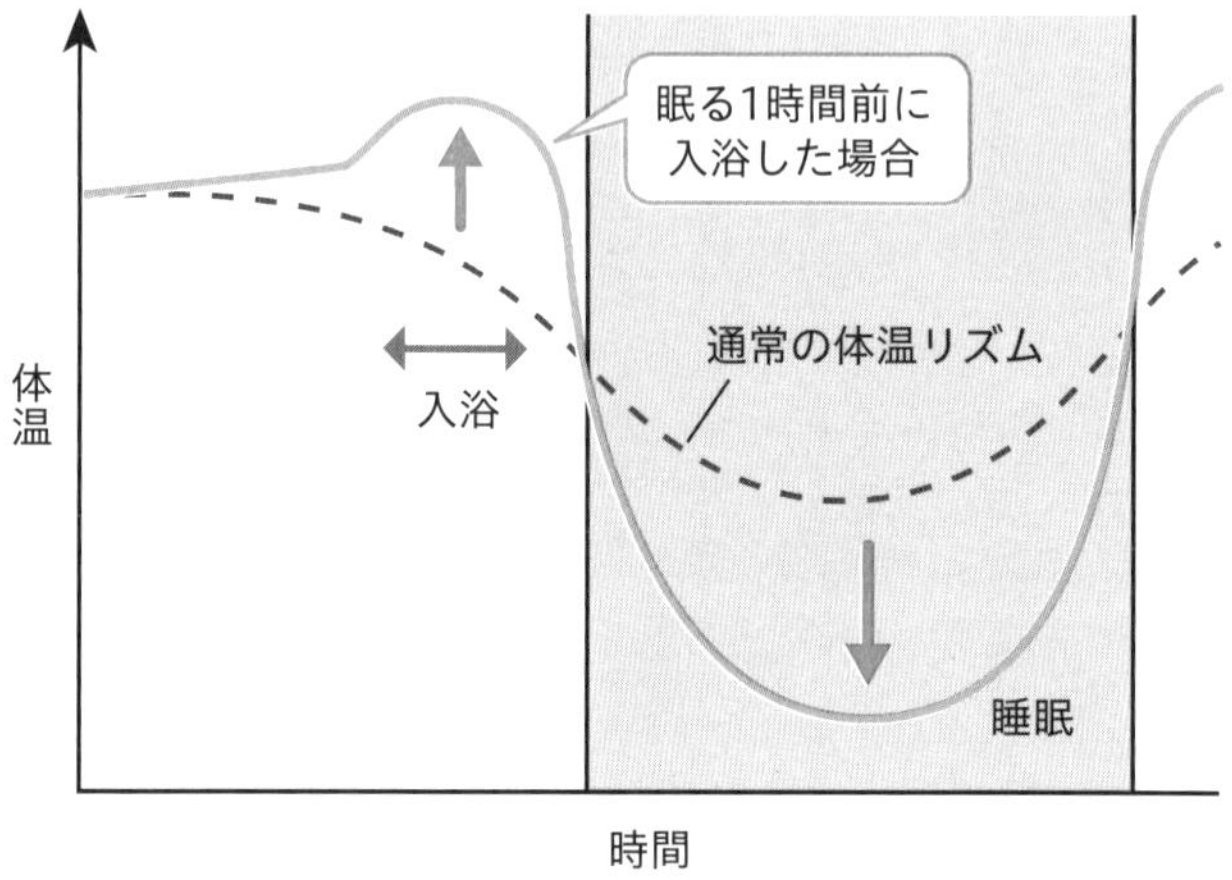

が生み出されるのです。

ここまでの話で、「深部体温が下がれば深く眠れるならば、眠る前に冷たいものを食べればいいんじゃない？」と思った人もいらっしゃるかもしれません。

実は、**ただ深部体温が下がればよいわけではなく、放熱が起こるという過程が必要であることが実験で明らかになっています。**この実験では、被検者に就寝前に氷を食べてもらい、深部体温を直接下げると眠気を感じられるかが検証されたのですが、結果は、氷を食べても眠くなることはありませんでした。「深部体温を下げる＝体を冷やす」と考えず、体の外を温めれば放熱によって内部の温度は下がると理解して、放熱を促進してみましょう。

入浴によって一旦上がった深部体温は、低下するのに少し時間がかかります。38℃～40℃くらいのぬるめの温度で入浴する場合は、入浴後に頭の上や足の裏から放熱されて、1時間くらい経過すると深部体温が下がります。そこで、**入浴から就寝は1時間程度、間隔を空けることを目安にしてみましょう**。

入浴直後のまだ深部体温が高い時間帯に就寝すると、うまく寝つけないことがあります。これは、遅い時間に帰宅して急いで入浴して就寝したときに経験があるかもしれません。もし、遅い時間に入浴したときは、あえて30分から1時間空けてから就寝するほうが、最初の睡眠を深くすることができます。

夜にジムでトレーニングをしたり、熱いお湯で入浴する人も、放熱の時間をおいてから就寝してみましょう。ジムで有酸素運動を行うと、深部体温が下がるのに3時間ほどかかります。睡眠もトレーニングの一環と考え、運動時間を早める日をつくるなどして、睡眠の質を確保してみましょう。

足首シャワーで反動をつけて眠る

夜は入浴せず、シャワー浴だけで済ませる、という人もいらっしゃいます。シャワー浴では、体全体は温まらないので、そのままでは深部体温の反動を利用することができません。

そこで、**シャワーの最後に、両足首に10秒ずつシャワーを当てるようにしてみましょう。**足首を通る脛骨《けいこつ》動脈が温められると、血液を温めることができます。血液の温度が上がると、足の裏から放熱がなされて、深部体温を下げることができます。

反対に、入浴後やシャワー後でも、足首を冷やさないようにすることが大切です。足首には、熱を発生させ蓄える筋腹《きんふく》（筋肉の中心の膨れ上がった部分）がないので、一旦冷えると温まりにくくなってしまいます。

入浴やシャワーで足首が温まったら、レッグウォーマーで足首を保温してみましょう。靴下をはいてしまうと、熱の逃げ道がなくなってしまいます。いらない靴下の足先を切ったものでもよいので、足先を露出させることが大切です。夏でも足首は冷えがちです。くるぶしの部分を触ってみて、もし冷たかったら、入浴や足首シャワーで温めておきましょう。

不眠解消がダイエットにもなる

眠り始めに深部体温が急激に下がると、睡眠の質が上がるだけでなく、他にもいいことがあります。それは、ダイエットにも効果があることです。

実は、不眠症が改善すると、体重が減る人が多く見られます。これには、**成長ホルモン**が関係しています。

成長ホルモンの主な作用は骨や筋肉の成長促進ですが、そのほかに糖質、脂質、タンパク質の代謝にも作用しています。その中で、成人に特に関係するのが、脂肪を分解することです。

成長ホルモンは、食事や運動によっても増加することがありますが、1日の分泌量のうち、約70％は睡眠中に分泌されています。そして、成長ホルモンの分泌は、睡眠の深さに依存します。つまり、睡眠が深くなれば成長ホルモンが増えて、浅くなると減る、という関係です。

不眠症で深く眠れなくなってしまうと、成長ホルモンによる脂肪分解がなされません。実はこれにも理由があります。生物にとって「眠れない」というのは危機的な事態です。何か通常とは違う事態になっているので、もしかしたら、翌日は食べ物にありつけないかもしれない。そんな事態に備えるために、ゆっくりと長く燃焼してエネルギーをつくることができる中性脂肪を蓄えておく。このような生存戦略によって、眠れないと体重が増えてしまうことが多いのです。本当に危機的な状況ならば必要な機能ですが、ただの夜更かしでも同じように働いてしまうので、睡眠の力をつけて、成長ホルモンの作用で体を適正体重に戻していきましょう。

図18：深部体温リズムと成長ホルモン

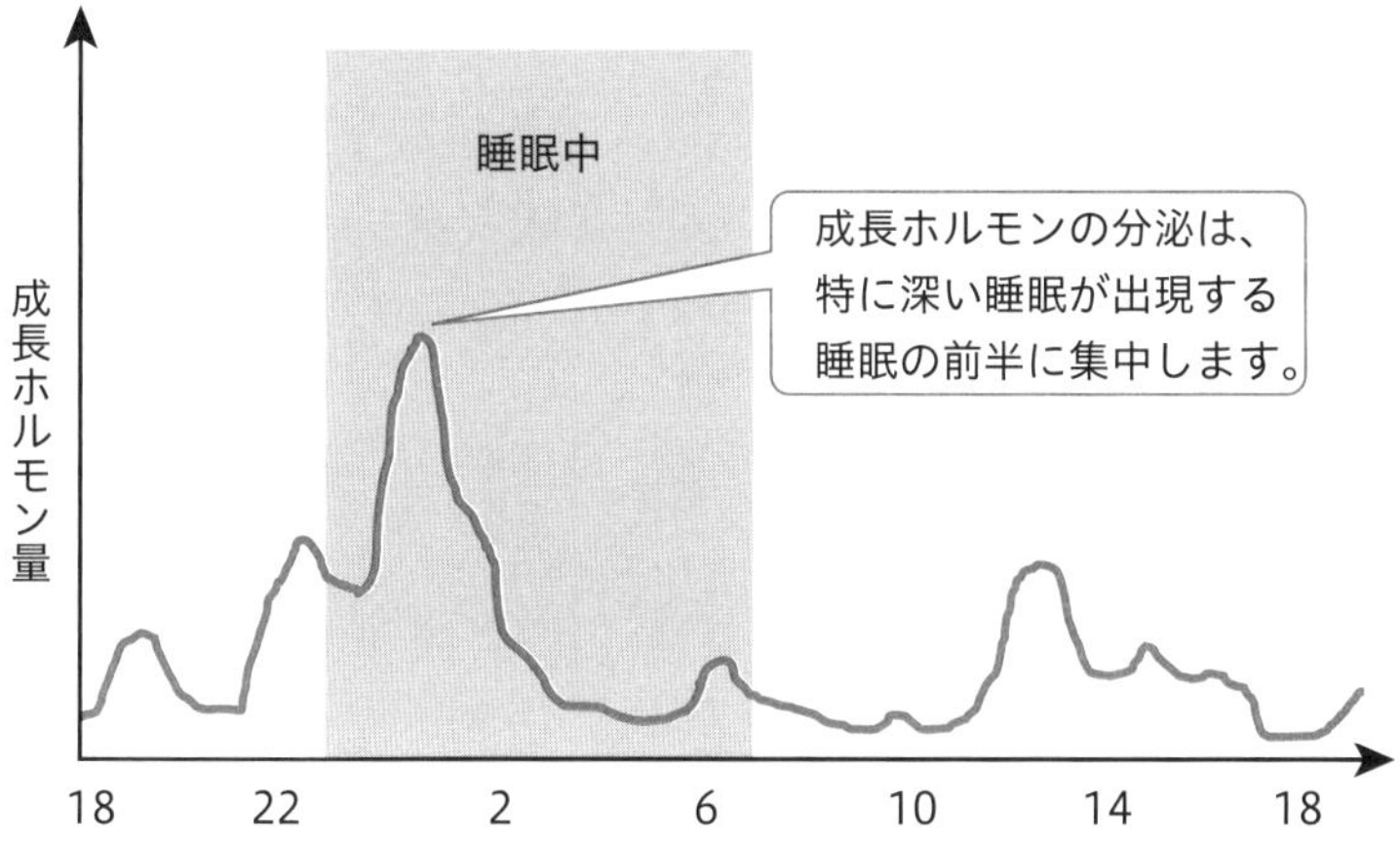
睡眠中
成長ホルモンの分泌は、
特に深い睡眠が出現する
睡眠の前半に集中します。
成長ホルモン量
18
22
2
6
10
14
18

出典：Van Cauter etal.J Clin Invest ,1991. より

深部体温リズムを知れば、成長ホルモンを増やすには、就寝前に体の放熱を促せばよいということがわかります。不規則な生活や夜に活動しなければならないときも、自分にとっての「朝」の時間帯を決めて、その11時間後に運動で最高体温をつくっておけば、深部体温の急激な低下によって深い眠りをつくることはできます。

第3章でお話しした光の環境も、深部体温リズムに影響します。自分にとっての「夜」の時間帯にブルーライトを浴びていると、深部体温が低下しにくいことが明らかになっています。多様な生活のスタイルが可能になった分、自分で朝と夜をつくる意識で臨んでみましょう。

脳の温度を下げて深い眠りへいざなう

就寝時に最後の一押しとして、深部体温リズムを促進することもできます。それは、**脳の温度を下げる**ことです。脳も臓器の1つであり、深部体温リズムを刻んでいます。脳にとって、温度が高い状態は、エネルギー消費も細胞分裂も盛んに行われて負担が大きいです。

例えば、手術中に意図的に脳の温度を下げて負担を減らす治療法があるのですが、それと同じようなことが、毎晩睡眠中に行われています。

就寝時間になっても眠気を感じていないとき、そのまま就寝すると、ぐるぐる考え事が出てくることがあると思います。これは、脳の温度＝深部体温が下がっていないのに就寝時間を迎えてしまった、という現象です。

これを解決するには、深部体温リズムを前倒しして就寝したい時間帯に深部体温が下がるようにするか、その場で深部体温を下げるか、という2つの対策があります。前者は、起床11時間後の最高体温をコツコツ高めていくので、最低2週間はかかります。そこで、後者の方法でピンチを乗り切りましょう。

やり方は簡単です。**保冷剤や冷凍したタオルを用意して、枕の上半分に置き、そのまま横になって耳から上の頭を冷やします。**冷やすことができればよいので、やりやすい方法を見つけてみましょう。以前、女性誌の企画で読者の方々を対象に実験をしたときは2、3回霧吹きをして冷凍庫に入れたタオルを使った場合が、眠ったときの満足度が最も高いという結果でした。

枕に冷たい物を配置しようとすると、首のあたりに置くほうがちょうどよい感じがするかもしれませんが、首が冷えると血流が低下したりはっきり目覚めてしまうことがあります。**耳から上の頭を冷やす**、と覚えておきましょう。

頭を冷やして眠っても脳の働きは大丈夫なの？と思われる人もいらっしゃるかもしれませんが、大丈夫です。通常、体には血管収縮神経という神経が配置されていて、冷やされるなどして血管が収縮すると血流が低下するようになっています。ところが、頭の上のほうには、この血管収縮神経が配置されていません。冷やしても、脳の血流が低下しない仕組みになっているのです。

第５章で伝えたいこと

夕方１分―体温の法則
「起床から11時間後に姿勢を良くする」

◎夕方は絶対に眠らない。深部体温の高低差が小さくなり、寝つきも寝起きも悪くなる。

◎筋トレは週４以上。スクワット10回（低強度の運動）がおすすめ。

◎運動ができなくても、肩甲骨を正しい位置に戻して肛門を閉めれば、深部体温が上げられる。

◎入浴は夕方の体温が上がってからこそ。反動による急激な深部体温の低下が睡眠を深くする。

◎頭を冷やして足首を温める。冷凍タオルで脳の温度を下げ、足首にはレッグウォーマーをつける。

コラム

トレーニングと快眠を両立させるには

体を鍛えることを重視している人の中には、夜遅い時間帯にしか運動時間がとれず、やむを得ずに遅い時間に運動をして寝つきにくくなってしまう人も多いです。特に、働きながらプロと同じ競技に出る人たちから相談を受けます。そんなときは、「睡眠も体を鍛えることの一部だと、位置付けてみましょう」とお話しします。

運動の目的の1つは、成長ホルモンを増やすことだと思います。実際の感覚は、睡眠時間を削ってでも運動時間を増やしたほうが、目的を果たせた感覚があるかもしれません。しかし、先ほどお話しした通り、成長ホルモンが最も増える睡眠を充実させたほうが、結果的に目的を果たすことができます。

そこで、睡眠もトレーニングメニューに入れてスケジュールをつくっていただきます。まず、夜に運動する日とそうでない日をつくっていただきます。

夜に運動する日は、運動後に急いで就寝することは避け、眠くなってから就寝するようにしていただき、寝つきの悪さが生み出されるのを防ぎます。睡眠時間は減ってしまうような気がしますが、早く就寝して寝つきに1時間かかった場合も、1時間遅く就寝して寝ついた場合も、実質睡眠時間に変わりはありません。

夜に運動をしない日は、積極的に睡眠を充実することに充てていただきます。こうすることで、無駄に睡眠の質を低下させることを防ぎます。

また、運動量が多い人は、運動後の成長ホルモン量が多く、成長ホルモンが持つ催眠作用によって眠くなります。その場合は、第4章でお話しした計画仮眠をもちいていただきます。

例えば、「ゴルフの後に帰宅中の運転で眠くなる」という相談が多いですが、出発前に短時間計画仮眠をとることで、運転中の眠気を防ぎつつ、夜間睡眠の質も阻害しないようにします。計画仮眠は30分以内が目安だとお話ししましたが、運動後の場合は、長い場合3時間程度眠る人もいます。夜の睡眠の質が低下しないように、観察しながら最適な仮眠の長さを見つけてみましょう。

普段、運動習慣がない人が急に激しい運動をすることで寝つけなくなることもあります。深部体温リズムが強調されていない人が、急にランニングやマシントレーニングに取り組むと、心拍数の急上昇により高まった交感神経活動は、運動後にも低下しなくなります。これによって、興奮状態のようになり、夜になっても寝つけなくなってしまうのです。

運動はあくまでも低強度高頻度を目安にしてみましょう。運動する日が増えてくると、強度を上げても交感神経の過剰活動は起こらなくなります。

第6章
眠りの悩みを解決する

1つのリズムが整えば、3つのリズムを整えられる

ここまで、3つの生体リズムとその整え方について、ご紹介してきました。睡眠の法則は、朝昼夕3つのことを心がけるだけ、とお話ししましたが、「忙しいから3つもやるのは無理」と思われる人もいらっしゃると思います。ご安心ください。

3つの生体リズムは、それぞれが同調して全体のリズムをつくっていくので、1つのリズムを整えることができれば、他の2つのリズムも整っていきます。

朝の光と夜の暗さをつくる、計画仮眠や起きている時間と眠る時間を一定にする、夕方に運動するなどを実際に試してみていただくと、睡眠改善に意味があると感じるものと、あまり感じないものがあると思います。そうしたら、**意味があると感じられた行動を採用して習慣化していけば、効果を感じなかった行動も実行しやすくなったり、効果を感じられるようになります。**

例えば、朝、窓から1m以内に入るようにしたら夜に眠くなるような気がしたならば、窓際よりベランダに出たり、夜のリビングを暗くするなど、よりはっきりと明暗をつけてリズムを強調します。すると、昼間眠くなる時間帯が昼過ぎにそろってきたり、夕方には眠らずに動けるようになる、というように、他のリズムも変化します。そうなれば、計画仮眠や夕方の運動も自然に実行しやすくなります。

2週間のリズムで過半数をとれば勝ち

睡眠のリズムは、サーカダイセプタンリズムと言って、2週間ごとに整っていく傾向があります。

就寝前に眠気がないという人が睡眠の法則を実行すると、最初の2週間のうちの1日か2日、就寝前に眠くなる日が出現します。そのまま継続すると、次の2週間には4日か5日出現し、さらに次の2週間には日数が増えていきます。そして、2週間のうち過半数である8日以上が就寝前に眠気が出てきたら、そこから先は睡眠のリズムは安定します。

睡眠のリズムは、過半数のリズムに同調する仕組みになっています。つまり、良いリズムかそうでないかは判定してくれず、多いほうが正しいリズムだと判定されてしまうのです。そのため、睡眠改善の行動も、1日や2日頑張ったところで効果が出ることは少ないです。

最低週4日は理想的なリズムをつくることが必要なのですが、反対に考えると、毎日できなくても週4日できれば大丈夫です。理想的なリズムを脳と体に学習させていくつもりで、過半数を確保しましょう。

予測できていれば不眠を恐れる必要はない

睡眠が改善していく過程では、以前の悪いリズムが突然出現することがあります。例えば、就寝してから眠るまでに2時間程度かかっていた人が、毎晩すんなり寝つけるようになると、ある日突然、夜になっても眠気がなく、就寝しても寝つけなくなることがあります。

これは、臨床の経験則ですが、生体リズムが変化していくときには、いきなり新しいリズムにすべて同調するのではなく、以前の名残のようなリズムが混ざりながら出現し、以前のリズムは徐々に淘汰されていきます。寝つけない日が毎日のようにあったところから、週１日になり、２週に１日になり、月に１日、半年に１日になる、というように、全体の中での割合が少なくなっていくのです。

この仕組みを知っていれば、眠れないことの不安を遠ざけることができます。睡眠が改善してきたときに寝つけないことがあると、途端に不安になる人が多いです。「また前みたいに戻ってしまうのではないか」という不安から、眠くないのに無理に就寝して、再び寝つきの悪さを生み出してしまうことがあるのです。しかし、生体リズムの仕組みを知っていただくと、このような話をしてくださいます。

「言われた通り、寝つけない日が１日ありました。その日は、そういうことがあると言っていたなと思って、無理にベッドに入らずにいて、明け方に少しウトウト眠りました。朝はいつも通り起きてみると、意外と普通に仕事ができて、夜にすごく眠くなったので就寝して見たらすんなり眠れました」

このお話のように、**眠れないことが問題なのではなく、眠れないときがくるという予測やそのときの対策が立っていないことが問題なのです。**予測されていて対策が決まっていれば、「ああ、これか」と淡々と行動を選択することができ、また翌日には理想の睡眠を得ることができます。

リズムの特性を知り、淡々と実行することで不安は確実になくなっていきます。

さて、ここからは、睡眠のトラブル別に解決策を見ていきましょう。

寝つけない

脳は、就寝して15分寝つけなかったら、その後ベッドの中にいても大抵1時間は眠れません。これは気持ちの問題ではなく、それが脳の仕組みなのだと理解してください。

15分寝つけなかったらベッドを出る

15分寝つけなかったら淡々とベッドを出て仕切り直しをしてみましょう。これで、ベッドは心拍数を上げる場所だという誤った学習を防ぐことができます。

就寝を遅らせたら、睡眠時間が減ってしまうと思われるかもしれません。しかし、早く就寝しても眠くなってから就寝しても、実質睡眠時間は変わらないことが多いです。

★改善のポイント★

ただ、寝つきの悪さに悩んだ期間が長かった人は、就寝を遅らせることに抵抗があると思います。その場合は、無理に試すことはせず、今まで通りのやり方を継続しつつ、睡眠の法則で就寝前の眠気をつくっていきましょう。就寝前に眠くなりさえすれば、無理やり就寝を遅らせることをしなくても済みます。

睡眠の法則で、夜に眠気が出てくるには、最短で2週間かかります。1カ月後には、数日眠気が出てきて、就寝前の眠気が週4日以上出てくるようになれば、そこからは眠くなる日がどんどん増えていきます。

寝つきの改善のために最も優先していただきたいのが、その行動が快適であることです。無理をしたり我慢をする方法では、長続きしませんし、何より日常が苦痛になってしまいます。

眠れないのにベッドに居続けることが苦痛ならば、思い切ってベッドを出てみる。ベッドを出ることが苦痛ならば、無理はしない。毎日の生活で快適な時間を増やすことを最優先にして取り組んでみましょう。

途中で目が覚める

睡眠の途中で目が覚める場合には、次の3つをチェックしてみましょう。

●メラトニンの不足

眠り始めて3時間後に分泌がピークになるメラトニンの量が少ないと、睡眠が途切れやすくなります。朝は窓から1m以内に入り、就寝3時間前から、生活に支障をきたさない程度に暗い環境をつくる。浴室の照明を消して脱衣所の照明のみで入浴したり、ストレッチや音楽鑑賞をしていて画面を見る必要がない時間があれば、照明を暗くしてみましょう。

●夜中に時計を見ない

夜中に目覚めたときに時計を見ると、同じ時間に目覚めるようになっていきます。第4章で、言語化した時間に目覚める仕組みである自己覚醒法をご紹介しましたが、これを誤って働かせてしまうのが、夜中に時間を確認するという行為です。夜中に目覚めても、周囲が暗い、まだアラームは鳴っていない、ということが確認できたら、時間を確認せずに眠ってみましょう。

●脚を挙げて就寝する

尿意で目覚めてしまうならば、**就寝前に10分程度、腰よりも高い位置に脚を挙げてみましょう。**昼間は重力によって足元に水分が集められていますが、夜に体を横たえると徐々に体の中心に水分が集まり、トイレで目覚めやすくなります。脚を挙げておくと、重力で体の中央に水分を集めることができ、就寝前にトイレに行けば、夜中に尿意で目覚めにくくなります。

尿意にもリズムがあり、そのリズムはトイレに行く行動で誘導されます。昼間のトイレが少なくなれば、排尿ノルマを達成できなかった分は、夜間に回されます。**昼間に尿意がなくても、1回多くトイレに行ってみる**と、その時間に排尿するリズムを誘導することができます。

早く起きすぎる

●成長ホルモンを増やす

睡眠は、前半に成長ホルモンによってぐっすりと深く眠り、後半に副腎皮質ホルモンのコルチゾールによって、血圧が高められスッキリ起きられる準備がなされる構造になっています。

もし、成長ホルモンの量が少なくなると、コルチゾールによる起床準備が早く整いすぎてしまい、その結果、起きたい時間よりも早く目覚めてしまいます。

起床11時間後の運動で深部体温リズムの勾配を強調すると、成長ホルモンの量を増やすことができます。

●就寝を30分単位で遅らせる

しっかり睡眠をとろうと意識するあまり、早寝をすることで生体リズム全体が前にずれてしまい、早く起きてしまうこともあります。年齢を重ねると、メラトニンの量が少なくなりがちで、量が少なくなると、生体リズムは前にずれていきます。早寝をしている傾向があったら、まずは30分就寝を遅らせてみましょう。目覚めても時計は見ないようにしていただき、起きる時間を少し遅らせられた感覚があったら、さらに就寝を30分遅らせてみましょう。

★改善のポイント★

30分ずつ就寝を遅らせていき、満足のいく時間に起きられるようになったら、その就寝時間で2週間固定してみましょう。その後、睡眠不足感があったら、就寝時間より前に強い眠気があるはずなので、今度は30分早めに就寝してみて、起床時間がずれないように睡眠量を調整してみましょう。

「長時間眠ったほうがよい」という考え方が、早すぎる就寝と早すぎる目覚めを招いてしまうことがあります。年齢を重ねるほど、基礎代謝が低下することと、夜間の脳内の情報処理が不要になることから、睡眠時間は短くなっていく傾向がありあます。**今の年齢にふさわしい睡眠をとることが大切**と考え、起床４時間後に眠気がなく、日中元気に過ごせていれば、無理に早寝をする必要はないと考えてみましょう。

疲れが取れない

●就寝前のホットアイマスク

睡眠中には、血圧や心拍数、呼吸数が低下して、体は低代謝状態になります。しかし、低代謝状態にならなくても、眠ることはできます。その場合、朝起きても疲れていたり、眠った気がしなくなります。就寝前に心拍数を下げる方法として、手軽にできるのが、ホットアイマスクです。

濡らしたタオルを電子レンジで温めると、ホットタオルをつくることができます。これを目に当ててみましょう。目の焦点を合わせるのは副交感神経が担っているのですが、温めることで活動を高めることができます。副交感神経の活動を高めると、交感神経の活動が抑制されて、心拍数が低下します。

ベッドの外でホットアイマスクをして、眠くなってから就寝すると、悪い夢見が減ったり、途中で目覚めることが少なくなることもあります。

●ディスプレイを見ない

就寝前に画面を見ることで心拍数が高まってしまうこともあります。ブルーライトの影響を指摘されることがありますが、実際には、スマホを閲覧したときには、ライトの影響よりも、表示される刺激に反応することで心拍数が上昇することが、睡眠の質を悪化させていると考えられています。

就寝30分前には、脳を目覚めさせているノルアドレナリンという物質が自然に減るリズムがあるのですが、画面を見るとノルアドレナリンは増えてしまいます。ノルアドレナリンは、外敵の出現に対して、不安や焦燥感をつくり脳を目覚めさせる役割をしているので、増加すると、そわそわ落ち着かなくなります。

まずは、ベッドの上では画面を見ないように場所を限定し、効果を実感できたら、就寝30分前からは、ディスプレイを見ないようにすると、睡眠の質が向上します。

起きられない

●座って二度寝する

コルチゾールにより起床準備がなされると目が覚めるのですが、そこから横になったまま二度寝をすると、二度寝後に余計に眠くなったり頭がボーっとしてしまうことがあります。血圧が高まり、脳に血流を届ける準備ができたにも関わらず、頭を横たえたままでいることがこの眠気の原因なので、目覚めたら頭だけでも起こしたり、第3章でお話しした、座った状態で二度寝をしてみましょう。

●ひざ下に冷温水を交互に3回かける

目覚めてからスッキリ起きるには、コルチゾールの血圧上昇の信号に対して、血管が速やかに反応する必要があります。特に、脳から遠く重力の影響を強く受ける膝下の血管に対して、収縮と弛緩を促すことができれば、目覚めをスッキリさせることができます。

そこで、入浴後に膝下に水とお湯を交互に3回かけてみましょう。洗面器に水を汲み膝下にかけて、すぐに湯船のお湯をかける。これを3回繰り返します。

★改善のポイント★

若い頃に朝起きられないという経験がある人が多いと思います。実は、**男性ホル**

モンも女性ホルモンも、コルチゾールの働きを阻害する仕組みになっていて、急激に増加する10代には、朝起きられなくなることがあります。これは、成長過程で負担がかかっているので、膝下冷温水でサポートすることで、目覚めやすくなることもあります。

昼間眠い

●入浴か夕食を早める

まずは睡眠量の問題をチェックしてみましょう。休日などで、少しでも早寝をしてみて、昼間の眠気が緩和するならば、その眠気は量的な問題で起こっています。

この場合は、毎日の生活で少しでも早寝できるように、**夕食か入浴を30分程度早める日をつくってみましょう。**夜の生活習慣はほとんど決まっていて、その行為の後でしていることは、その前にはやらない、という行為があり、多くの場合、夕食や入浴が該当します。

例えば、入浴を30分早めることができれば、その後の行為もすべて30分前倒しされるので、早く就寝することができます。休日などを使って、夕食や入浴を思い切って早い時間帯に設定することで、無自覚に就寝が遅くなるのを防ぐことができます。

歯ぎしり、いびきがある

睡眠量を増やしても熟眠感や昼間の眠気が解消しない場合は、睡眠の質に問題があります。睡眠の質を低下させる原因となるのが、歯ぎしり、食いしばりと、いびき、無呼吸です。

この両者には、原因が共通していることもあります。

睡眠中に歯ぎしりや食いしばりが起こると、マイクロアローザルというごく短い時間、睡眠が途切れる現象が起こります。目覚めた自覚はありませんが、熟眠感がなくなります。

なぜ、睡眠中に歯ぎしりが起こるのかは、いまだに明らかになっていませんが、睡眠中の体の動きは昼間に習得されることが1つの要因です。

●鼻呼吸をする

昼間に、上の歯と下の歯が接触することがあったら、その時は歯を離してみましょう。本来、上下の歯が接触するのは食事中だけです。パソコン作業中や話を聞いているときに**歯が噛み合っていると気づいたら、歯を離して**作業をして、新しい動きを再学習させましょう。同様に、口呼吸になっていたら、口を閉じて鼻呼吸をするようにしてみましょう。

●舌の筋力強化をする

舌の筋力が低下すると、体を横たえたときに、舌がのどに落ち込んで呼吸を阻害してしまいます。

舌の筋力を強化できるもっとも簡単な方法は、食事です。食事中は、舌で食塊を回していて、この動きそのものが舌の筋力トレーニングになります。この筋トレの機会を失ってしまうのが、早食いです。早食いは、手と口が動作を学習してしまっているので、たとえ食事時間がたっぷりあったとしても早食いになってしまいます。

そこで、手と口の動作を再学習させるために、**口に食べ物を入れたら、一旦箸を置く**ようにしてみましょう。これだけで、噛む回数は格段に増えて、毎日の食事で舌の筋トレをすることができます。

●胸鎖乳突筋を緩める

歯ぎしりもいびきも、下あごが引っ込んでしまうことで起こりやすくなります。いびきの音真似をしながら、下あごをゆっくり前に出していくと、音が鳴らなくなる場所があります。実際にやってみると、下あごが前に位置していれば、いびきは起こらないということを体感できます。

下あごが引かれてしまうときは、耳の後ろから鎖骨にかけて左右に配置されている胸鎖乳突筋《きょうさにゅうとっきん》に常に力が入っています。この筋肉の部分を押してみて、痛い場合は、力が入っているということです。胸鎖乳突筋のストレッチと検索すると、たくさんの動画が出てくるので、やりやすいものを実行してみましょう。

●ふくらはぎの筋力強化

夜になると脚がむくみやすい場合は、それがいびきの原因になることもあります。体を横たえると、体に対する重力の方向が変わり、足元に溜まっていた水分は徐々に頭の方に移動していきます。これにより、睡眠中に首がむくんで呼吸を阻害してしまうのです。体の水分を動かす役割をしているのが、筋肉です。特に、ふくらはぎの筋肉は、重力に逆らって頭の方向に水分を動かす重要な役割をしています。

ふくらはぎの筋トレができれば、脚のむくみが緩和でき、睡眠中に首がむくむのを防ぐことができます。ふくらはぎの筋トレは、**カーフレイズ**というかかと挙げ運動でできます。ふくらはぎには、ヒラメ筋と腓腹筋《ひふくきん》があり、ひざの運動と連動させると、両方の筋肉をトレーニングすることができます。

①立った状態で倒れないように手を壁に沿えます。
②両膝を軽く曲げます。
③両膝を伸ばすのと同時にかかとを挙げてつま先立ちになります。

これを1日20回実施してみましょう。

第6章で伝えたいこと

◎寝付けないなら――就寝前に眠気はありますか？ 15分寝付けなかったら、ベッドを一旦出ましょう。

◎途中で目が覚めるなら―― ①朝は光を見て、就寝3時間前から暗い環境をつくる　②夜中に時計を見ない　③脚を挙げて就寝する

◎早く起きすぎるなら―― ①起床11時間後の運動で深部体温を上げて成長ホルモンの量を増やす　②就寝を30分遅らせてみる

◎疲れが取れないなら―― ①ホットアイマスクで就寝前の心拍数を下げる　②ベッドの上ではスマホなどの画面を見ない

◎起きられないなら―― ①目覚めたら頭だけでも起こしたり、座った状態で二度寝する　②入浴後にひざ下に水とお湯を交互に3回かける

◎昼間眠いなら―― 睡眠量は足りていますか？休日に夕食か入浴を30分早め、早寝してみましょう。

◎歯ぎしり、いびきがあるなら―― 睡眠の質を低下させる原因です。①昼間に、上の歯と下の歯が接触することがあったら、歯を離す　②早食いしないように、食べ物を口に入れたら、一旦箸をおく　③かかと挙げ運動（カーフレイズ）で脚のむくみをとる

コラム

不規則な勤務でも快適に眠る

交代制勤務で眠る時間帯がずれてしまう場合でも、対策を立てることができます。交代制勤務で調子を崩してしまう人とそうでない人の睡眠のパターンを比較すると、調子を崩さないための4つのポイントが見えてきます。

①休日や日勤日の夜の就寝が30分程度早い

最初のポイントは、交代制勤務とは関係がない休日の睡眠です。睡眠のリズムは、普段問題なく眠れるときの睡眠が充実しているほど、乱れてもすぐにリズムが戻ります。そのため、よく眠れるときにいかに眠っておくかが重要なのです。

交代制勤務をしていると、休日や日勤日の夜の就寝がどうしても遅くなりがちです。それは、その時間が唯一自分の好きなことをして好きなように過ごせる時間だからだと思います。楽しみなことに時間を使うこともとても大切なので、睡眠を義務のように考えず、この日は楽しもうと決めてみることをお勧めしています。

「そのつもりがなく夜更かししてしまった」「夜更かししたことで罪悪感がある」「無駄に時間を過ごしてイライラする」という事態は避けたいです。

調子を崩さない人が早寝をしている、といっても、データをとってみると、その早寝はほんの30分程度です。そんな程度なのですが、累積睡眠量として考えると休日+日勤日が週3日あったら、1カ月で6時間の累積睡眠量をかせいだことになります。交代制勤務の生活を想像すると、1カ月に1回、6時間も余分に眠れると思うと貴重な感じがしませんか?

②日勤日との起床時間の差が3時間差以内

これは勤務帯によっては難しいかもしれませんが、二交代制の看護師を対象に行った調査では、調子を崩さない人の特徴として、日勤と夜勤と休日の起床時間の差は、3時間差以内におさまっていました。これは、第3章でお話しした起床時間をそろえることが実践されているということです。それに対して、調子を崩す人の特徴は、出勤直前まで眠るという方法でした。

調子を崩さない人の中で起床時間をそろえる代わりに、睡眠を補う方法として行っていたのが午前中の短時間の仮眠でした。起床をそろえつつ、眠くなる前に仮眠をするという方法で、ぼんやりしてしまったり、寝たり起きたりを繰り返す時間を減らし、睡眠と覚醒のメリハリをつけているのです。

③仮眠時間に眠れる

夜勤中は休憩時間があり、仮眠をとることができますが、調子を崩す人は、この時間に眠れないという人が多いです。詳しくお話を聞くと、ベッドでスマホを見ていることが多いので、やはりここでも、眠る場所と休む場所を別にすることが重要です。

普段から意図して仮眠をしたり、起きる時間を決めて起きていると、与えられた時間で効率よく仮眠をとることができるようになります。

④夜勤明けは眠らない

これが調子を崩す人と崩さない人の最も明確な差でした。調子を崩さない人は、夜勤明けの休みで、外出したり人に会う予定を入れるなどして眠らないようにし、その夜から翌朝までまとめて眠る、という方法です。夜勤をすると、翌朝はハイテンションになり全然眠くないことが多いです。そのまま起きていられると思うとそうでもなく、昼過ぎから夕方にかけて猛烈に眠くなってきます。ここで眠ってしまうと、夜勤によって溜まった睡眠圧が失われ、その後の夜に眠れなくなったり、睡眠の質が低下してしまうのです。これを経験的に防いでいるのが、夜勤明けに眠らない、という方法です。この方法は、やり慣れていない人がやってみると、最初は日中に眠気を我慢することがかなり大変ですが、続けていくとコントロールできるようになってきて、まとめて眠るときにぐっすり眠れるようになります。

★★★ アンカースリープと多相性睡眠 ★★★

第4章で、睡眠のコアタイムを長くするというお話をしました。不規則な勤務でも、眠る時間をそろえていくと、睡眠と覚醒のメリハリがつき、リズムも乱れにくいので短時間でも質の良い睡眠を確保することができます。

第5章で、起床22時間後が最低体温になる、とお話ししました。この時間帯は、たとえ徹夜をしていたり、一晩眠れなくても、ウトウトしてしまいます。この時間帯をコアタイムとして**短時間でも眠る時間帯をそろえる方法は、「アンカースリープ」と呼ばれます。**錨を下して生体リズムを固定するというイメージです。

また、**一晩の睡眠の60％を分割して眠る「多相性睡眠」という方法もあります。**徹夜になることがわかっていたら、昼頃から3時間作業しては30分眠る、というように繰り返していくと、夜中の作業でも生産性の低下を防ぐことができます。計画仮眠を定期的に実施するということです。眠くなるかどうかにかかわらず、予定していた時間になったら仮眠をするのがコツです。明け方は最低体温時に重ねて眠ると、よりリズムは崩れにくくなります。

★★★ ソーシャルジェットラグを修正する ★★★

ソーシャルジェットラグ（出社日と在宅勤務日の就寝・起床リズムのズレ）により、リズムが後ろにずれてしまったときの修正方法も知っておきましょう。

目標の起床時間に近づけていくには、手順があります。朝7時に起床する生活をしたいと思っているのに、実際には午前11時ごろに起きる生活になっている、という例で見てみましょう。

①深部体温リズムを使う

まずは、深部体温リズムから整えていきます。理想は7時起床ですから、その11時間後の18時を目安にスクワット10回程度の筋トレを週4日以上していきます。深部体温は動くのに2週間以上かかりますので、その間に、他のリズムを修正していきます。

朝は、11時に目覚めたとしても、窓から1m以内に行き、夜は就寝3時間前を目安に暗い環境をつくります。無理に早寝はせず、ベッドの中で眠っていない時間を過ごすことはできるだけ避けます。

②実際に起きた時間に目覚ましをかける

目覚まし時計のかけかたにもコツがあります。7時に起きたいからといって、7

時に目覚ましをかけてスヌーズ機能を使って目覚ましを鳴らし続けて、実際には11時に起きる。この方法では、7時に起きられるようにはなりません。脳は、起床した時間、つまり頭を起こした時間を基準にして、その3時間前から血圧を上昇させていくので、実際には頭を起こしていない時間にアラームをかけても起きられるようにはならないのです。

そこで、**実際に頭を起こした時間にアラームをかけます**。

11時に起きたならば、その夜は11時にアラームをかけて、「11時に起きる」と3回唱えて就寝します。すると、10時50分くらいに目が覚めることがあります。そこで起きられたら、次は、10時50分にアラームをかけます。すると翌朝は、10時30分くらいに目が覚めます。そうしたら、今度は10時30分にアラームをかける。このように、分単位で実際に起きた時間にアラームをかけていくと、ずるずると起床時間を早めることができます。

第7章
「考え事でどうしても眠れない」を減らす方法

「ぐるぐる思考で眠れない」を生理学で解決する

さて、第1章から、自然にやる気になる脳をつくるために、睡眠に注目してきました。脳にとって、覚醒と睡眠は切り離して考えるものではなく、つながっているのだということをご理解いただけたと思います。睡眠の改善は、突き詰めると結局、働き方や生き方を見直すことになります。

この章では、睡眠だけでなく、昼間も充実して過ごせるための脳の使い方をお話しします。少し専門的な用語が出てきますが、試していただくことはとても簡単ですので、ぜひ活用してみてください。

睡眠の法則で夜に眠気がつくられても、心配事や苛立ち、不安などで寝つけないということもあると思います。睡眠は、心理現象ではなく生理現象だとお話ししました。**心配事があっても夜になったら耐え難い眠気がきて眠ってしまった。朝目覚**

めたら、心配だったことも気にならなくなった、というのが理想の姿です。

心理現象が変化しても、その変化は生理現象には及ばない。そのくらい強い生体リズムをつくることを目指すのですが、毎日の生活では、気持ちが揺さぶられてぐるぐる考えてしまう場面がたくさんあります。

この「ぐるぐる考えて眠れない」ということも、心理現象ではなく生理現象で捉え直すことで、解決していくことができます。

考え事は、生理学的には、脳の３つのネットワークの１つである**デフォルトモードネットワークが過剰に働いている状態**です。これを防ぐことができれば、ぐるぐる思考で悩むことは激減します。

脳内のネットワークを上手に使って、生理学的に悩み事を減らす方法を習得していきましょう。

脳のネットワークの性質を知る

余計な考え事が生まれるのは、脳のネットワークが場面に合わせて適切に切り替わっていないことが原因です。ネットワークとは、脳内の離れた領域が複数連携して働くことを指します。脳には、3つのネットワークがあります。

1つ目は、課題に集中しているときに働く**セントラルエグゼクティブネットワーク**です。前頭葉背外側《はいがいそく》皮質と後部頭頂葉（前方連合野と後方連合野）が中心で、脳の奥にある帯状回《たいじょうかい》の前の部分である前帯状回が大きな役割を担っています。

このネットワークは、例えば、資料を読んでいるとき、スマホでゲームをしているときに働き、必要性のあるなしに関わらず、脳はその内容を理解しようとします。

2つ目のネットワークは、ぼんやりしているときに働く**デフォルトモードネットワーク**です。前頭眼野《がんや》、上部頭頂葉を中心に、内側前頭前野、後部帯状回、楔前部《けつぜんぶ》、

図19：脳の３つのネットワーク

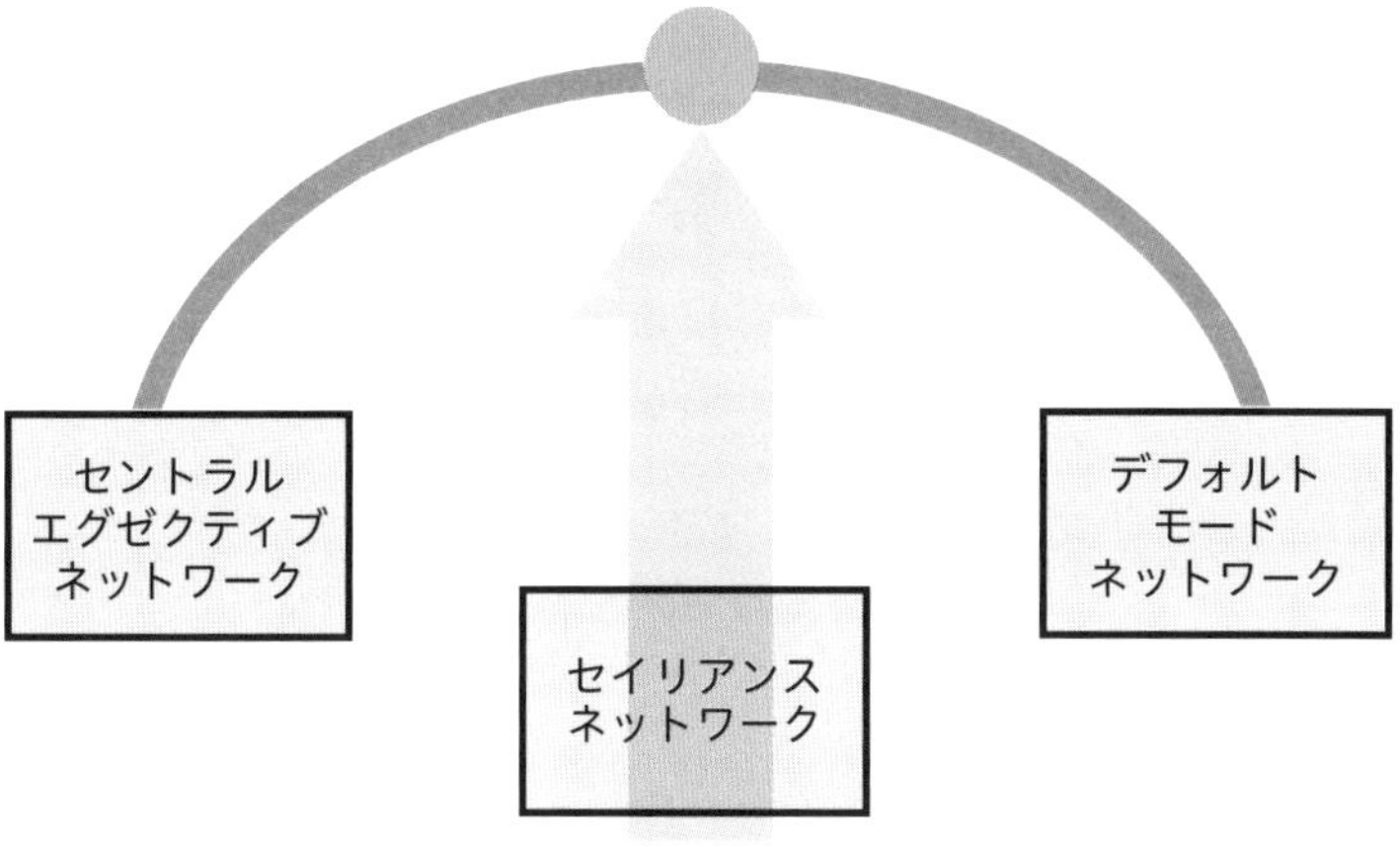

下部頭頂葉、外側側頭葉、海馬で構成されています。

先ほどのセントラルエグゼクティブネットワークに対して、こちらは特に何もしていないときに働きます。何もしていないのに脳が働くの？と思われるかもしれませんが、実はとても大切な働きをしています。

安静にしているときに、脳内の情報を整理しているのです。

セントラルエグゼクティブネットワークが情報を取得し、デフォルトモードネットワークがその情報を分解したりつなぎ替えたりして整理し、次の行動に使えるようにする。このように、2つのネットワークが適切に切り替わることで、私たちは日々成長しているのです。

これら2つのネットワークの切り替えを担っているのが、3つ目の**セイリアンスネットワーク**です。脳の奥の方にある、腹側前部帯状回と、目の上あたりから耳の辺りをつなぐ前頭葉眼窩部《がんかぶ》から島皮質《とうひしつ》の連携から成り立っています。

セイリアンスネットワークでは、身体感覚に基づいて他の2つのネットワークを切り替えています。

例えば、デスクで仕事中に席を立ち、オフィスの外を歩いたとき、ぼんやりと先ほどまでの作業を振り返ることがあります。これは、仕事中はセントラルエグゼクティブネットワークが働いていましたが、立ち上がって歩くという身体感覚により、セイリアンスネットワークが切り替えを行い、ぼんやりと考えを巡らせるデフォルトモードネットワークに切り替わった、ということです。

2つのネットワークがヤジロベーのように働く

さて、就寝前にぐるぐる考え事をしてしまうのは、デフォルトモードネットワークが暴走している状態です。この原因は、昼間にデフォルトモードネットワークを適切に起動しなかったことにあります。

これはネットワークの不具合が起こった現象です。

ネットワークの不具合は、次のような場面で起こります。当てはまるものがあるかをチェックしてみましょう。

□休憩すると、ちょっとした間がもったいない感じがしてスマホを見る
□気分が乗ったら、ぶっ通しで作業し続けることがある
□食事中など単調な作業をするときに、動画を流すことがある
□電車に乗っている間など、隙間時間を活用してゲームや動画視聴をする

1つでも当てはまるならば、行動を変えて、不具合を解消しましょう。

こんな経験はありませんか?

仕事中に作業がひと段落したので休憩することにした。休憩中にスマホでSNSをチェックした。休憩を終えて席に戻るとなんだか作業に集中できずに、関係ないことばかり考えてしまった。

このときの頭の中を見てみましょう。

作業中はセントラルエグゼクティブネットワークが使われていました。休憩中は、情報を整理するデフォルトモードネットワークに切り替わるはずだったのですが、スマホでSNSをチェックしていたので、引き続き、セントラルエグゼクティブネットワークが使われました。

セントラルエグゼクティブネットワークが過剰に使われた反動により、作業を再開したタイミングで、デフォルトモードネットワークに切り替わりました。その結果、目の前の作業と関係ないことを考えてしまった、というわけです。

この2つのネットワークはヤジロベーのような関係になっています。どちらか一方を使い過ぎれば、その後、強制的に他方のネットワークに切り替わります。

ディスプレイが招く意外なトラブル

昼間にセントラルエグゼクティブネットワークの過剰使用が起こってしまう一番の原因として、ディスプレイを見ていることが挙げられます。ディスプレイを見ることの何が問題か、というと、まばたきが減るのです。

実は、まばたきをしている瞬間に、脳内ではデフォルトモードネットワークに切り替わっていて、それまでの会話に文節をつくったり、作業に工程をつくって理解しやすいように情報を整理しています。

まばたきが減ると、読んでいる文章を自分の言葉で理解することができなくなります。例えば、ネットで読んだ記事の内容を人に説明しようとしたときに、うまく説明できずに「○○って調べればわかるから」と説明したことがありませんか？記憶研究の分野では、デジタル媒体で得た知識は、「知っていること」ではなく「載っていたサイトを知っていること」であると指摘されることがあります。まばたきによって情報をまとめる隙がないので、自分の記憶や知識と結び合わせることができず、人に説明することが難しくなるのです。

ネット閲覧や動画視聴の時間が長ければ、それだけ脳内に貯め込んだ情報量が多いので、整理するためにデフォルトモードネットワークを過剰に使わなければなりません。これが、就寝前のぐるぐる思考を生み出すのです。

ネットで記事を読んだり、動画で学習したときは、一旦、人に話してみたり、紙に書いてみましょう。ここでデフォルトモードネットワークを使うことができれば、就寝前につけが回ってくるのを防ぐことができます。

目の動きでネットワークが切り替わる

脳のネットワークは、私たちの眼球の動きとも密接に関係しています。眼球運動は、大きく焦点視と周辺視に分かれます。ここで実験してみましょう。

右手で数字の1の形をつくり、腕をまっすぐ伸ばして目の高さまで挙げてみてください。

①**指の先端を見てください**。このときの目の動きが焦点視です。このとき、脳内では、セントラルエグゼクティブネットワークが起動しています。

②**今度は、指先を見ずに、その周辺を見るようにしてみましょう。**指先がぼやけて見えて周辺にピントが合っていると思います。この目の動きが周辺視です。このときは、デフォルトモードネットワークが起動しています。

すでにおわかりだと思いますが、ディスプレイを見ているときは、焦点視が使われ過ぎてしまいます。目線をはずしてぼんやり周辺を見ていると、必要なことを思い出したり、適切な文面がひらめくことがあります。目の動きで、脳のネットワークが切り替わっているのです。これを積極的に使ってみましょう。

ネットワークを切り替える4つの目安

セントラルエグゼクティブネットワークの過剰使用を防ぐには、意図的に作業を区切ることが役立ちます。作業を区切れば、眼球運動は周辺視になります。

作業を区切る目安は、集中力の限界です。目安は4つあります。次の4つのタイミングで、ディスプレイから目を離したり、周辺視に切り替えてみてください。

①5分

同じ脳波状態を維持できる限界は、約4分半です。

これは、1つのことだけ考えているような場面に相当します。1つのことを考え続けるのは、4分半しか続きません。

考え事をするときは、5分経っても結論が出なければ、一旦考えるのをやめてみましょう。

②15分

作業中に作業とは関係ない未来の予定について思い浮かぶことがあり、これは**マインドワンダリング**と呼ばれます。マインドワンダリングの発生頻度を調査した研究では、16分に1回の頻度で、「そういえば○○するんだった」と、無関係な考えが発生していることが明らかになっています。

例えば、ネットで調べ物をしようとして、15分以上同じことについて調べることができるでしょうか。ネットに接続した直後に別のことを調べていたり、いつの間にか途中で思い出したことについて調べていた、という経験があると思います。

調べものは15分で見つからなければそれまでに見つかったもので決定するか、調べるのを一旦やめるようにしてみましょう。

③30分

物理的な視点から、脳のエネルギー源である血流量が充分であることを集中力と仮定してみましょう。一定の姿勢で作業していた場合、30分で脳の血流量が滞ることが明らかになっています。どんなに良い姿勢で作業をしていたとしても、30分に1回は立ち上がったり歩いたりして、血液の流れを変えなければなりません。

作業中は30分を目安に一度立ち上がって、10秒程度でよいので周りを歩いてから

作業を再開してみましょう。

④90分

知的作業の限界が90分だと言われています。どんなに長く作業をしたとしても、90分を一単位として、一旦作業を区切るようにしてみましょう。

作業を区切ったら、ぼんやり外を眺めたり、他にも歩くなどの身体活動や手作業を行うと、その間にそれまでの作業をさらに進めるための良いアイデアが浮かぶと思います。

その場の気分に任せて作業するより、ネットワークを適切に切り替えるほうが、疲労しにくい上に作業効率も良いということに気づくはずです。

ぐるぐる思考を止めるコツ

就寝前の考え事が、デフォルトモードネットワークの過剰使用ならば、目の動きを焦点視にしてしまえば、考え事を止めることができる、ということです。ただ、焦点視にするためにディスプレイを見てしまっては、結局、処理しなければならない情報が増えてしまいます。そこで、**眼球の動きを止める方法を試してみましょう。**

まっすぐ前を向いた状態で、顔を動かさずに目を右端か左端にピタッと寄せて、そのまま10秒固定してみましょう。

10秒経って元に戻すと、「あれ…？　さっきまで何考えてたんだっけ…」という感覚になるはずです。これでぐるぐる思考はストップしてしまうので、直後に家事などの手作業をすると、ぐるぐる思考を消してしまうことができます。

まずは、昼間に試してみましょう。ぐるぐる思考は、大抵嫌なことを思い出したことがきっかけになり、そこから連想するように始まります。「ああ、今嫌なことを思い出したな」と思ったら、眼球をピタッと端に寄せて10秒。これで、思考を止めることができれば、作業効率も上がりますし、昼間に実行して慣れておけば、就寝前にも使うことができます。

第７章で伝えたいこと

◎睡眠改善は結局のところ働き方、生き方の改善である。

◎睡眠を通して脳の使い方を学ぶ。昼の脳を上手に使えば、夜の睡眠の質が高まり、それが昼のパフォーマンス向上につながる。

◎日中に脳のセントラルエクゼクティブネットワークを過剰使用していることが、「ぐるぐる思考で眠れない」を招く。

◎ディスプレイから目を離して、周辺視に切り替えてネットワークの不具合を防ぐ。

◎５分、15分、30分、90分の４つの目安で作業を区切る。

◎眼球の動きを止めれば考え事を止めることができる。

コラム

睡眠薬を減らす方法

私はこれまで、クリニックで睡眠薬の減薬に取り組んできました。日本の診療では、患者さんが「眠れない」と言ったらすぐに睡眠薬を処方する傾向があり、それが睡眠薬への依存傾向を招くことがあることから、２０１３年に、睡眠薬の適正な使用と休薬のためのガイドラインが、厚生労働省の研究班から出されています。

ここでは、睡眠薬の減薬、休薬について、これまでの実践から得られたことをご紹介します。

睡眠薬を適切に使用するには、睡眠薬の考え方をセットする必要があります。睡眠薬を「飲めば眠れる薬」と認識するのではなく、「一時的に睡眠の力が低下したので、トレーニングをして力がつくまでを補助する薬」と認識しましょう。

睡眠薬を服用している人たちは、就寝前に眠気がない人が多いです。まずは、睡眠薬を飲みながら睡眠の法則に取り組んでいただきます。その際に、眠る直前に服用するのではなく、就寝30分前に服用するようにしていただきます。というのは、眠る直前に服用していると、薬の作用によって眠れたのか、作用がなくても眠れていたのかがわからないからです。就寝30分前に服用してもらうと、次の3つのパターンに分かれます。

①服薬前にあくびが出るほどの眠気があった
②服薬後にあくびが出るほどの眠気があった
③服薬しても眠くならなかった

①が最も望ましく、②も薬が役に立っていることがわかります。そして、睡眠の法則を実行しながら、①の日数をカウントしていただきます。2週間ごとに見ていくと、3サイクル目（1か月半後）には、服薬前に眠くなる日が週のうち半分くらいになってきます。その辺りから減薬を検討します。

減薬の判断は医師が行いますが、判断基準で大切なのが、ご本人の薬に対する信頼感です。「薬がないと眠れない」「薬でよく眠れている」と必要性を感じているうちは、服薬前に眠気があってもまだ減薬することはお勧めしません。なぜなら、減薬自体も目的ではないからです。目的はあくまでも、快適に生活することです。そのために薬が役に立っているならば、その力は利用します。

服薬前に強い眠気がくるようになると、「飲まなくても眠れるような気がしてきた」とか「うっかり飲まずに眠ってしまって、慌てて起きて飲み直した」というお話が聞かれるようになります。こうなったら、減薬を始めます。

現在服用している量の半量にして、２週間はその量で固定します。翌日に何も予定がない休前日の夜に始めると、プレッシャーがかからず気楽に始められます。半量に減らしても、変わらずに眠れていたら、半錠を基準にします。このとき、「睡眠が変わらない」のが、うまくいっている証拠だと認識していただくことが大切です。睡眠改善に取り組んでいるときは、何かをすると、今よりも良くなるのではないか、という期待が高まってしまうのですが、この期待が高すぎる目標を生み、不安や焦りを生むことにもなります。半量にしても睡眠が変わらなかったということは、もともと半量しか作用しておらず、残りの半量は尿から排泄されていたということです。

また、減薬によって、睡眠の質に変化を感じることもあります。睡眠薬では、眠っている間の記憶がない、という感覚で「気づいたら朝」という感じになる人が多いです。しかし、通常の睡眠では、自分の体が動いたときをなんとなく覚えていたり、時間が経過しているような感覚は残ります。減薬によって、通常の睡眠がとれるようになると「睡眠の質が悪くなった」と感じて不安になる人もいらっしゃいます。一晩中目覚めない、気づいたら朝という睡眠のほうが不自然だということをあらかじめ知っていれば、不安にならずに済みます。

減薬が進んでくると、最終的に休薬、断薬していく段階に入ります。これは、GWやお盆、年末年始など、特に重要な用事がなく、世間の人たちもそれほど規則正しい睡眠はとっていない連休を狙って実施していただくと、プレッシャーを減らすことができます。薬は、服用をやめてから４日から７日程度は、体内に残っていることが多いです。そこで、連続４日以上休薬できたら、それ以降は基本的には服薬しなくても眠れると判断していただきます。

最後に、「服薬＝悪」という考え方ではなく、快適に生活するために使えるもの、と位置づけると休薬しやすいです。なんとしてでもやめなければならないものではなく、翌日に予定があって確実に眠りたいときには使えばいい。そんな目的を果たすためのツールとして服薬を選択肢に入れておくと、自然に休薬、断薬することができます。

減薬は、医師の判断をあおぐ必要があります。薬を処方してもらった医師に相談をして始めるようにしましょう。

追補

リモートワークの対策

2020年以降、自宅に居ながらリモートワークをする人が多くなりました。それに伴い、それまでは睡眠に悩んだことがなかったという人が、睡眠やメンタルの不調をきたすことも増えてきました。

睡眠の仕組みは普遍的なものですが、私たちの生活スタイルはそのときの社会の様式によって変化します。その変化にうまくフィットできるように、リモートワークになると、私たちの脳と体にどんなことが起こるのかを知り、対策をとっておきましょう。

◐「出社日の朝に起きられない」を解決する

出社とリモートワークのハイブリット勤務では、出社の日に起きられないという悩みが多いです。これまでもお話ししてきた通り、リモートワークの日の起床時間を出社の日とそろえることができれば、朝の負担は減ります。
ただ、リモートワークのときはどうしても起きられない、という人が多いです。出社の日には仕事が詰め込まれるので残業になり、帰宅が遅くなるから就寝が遅い、ということが原因でもありますが、リモートワークの朝でも起きられる、根本的な対策があります。

朝起きる、という行為を掘り下げてみると、大きく3つのパターンに分かれます。

①やりたいこと、会いたい人がいて、それが楽しみですんなり起きられてすぐに行動を開始できる
②やらなければならないこと、行かなければならない場所があって、無理にでも起きて気分を上げていく
③やらなければならないこと、行かなければならない場所はあるけれど、体が動か

ない

この3つのパターンについて、本書の冒頭で登場した、自律神経の仕組みであるポリヴェーガル理論を基に、私たちの中で何が起こっているのかを見てみましょう。少しだけ、ポリヴェーガル理論について、ご紹介します。

私たちの体の調子をつくる自律神経は、3つの階層になっています。最も原始的な階層は、**背側迷走神経系**が働きます。生命維持を最優先にして、危機的な状況に遭遇すると体の動きを止めて血圧や心拍を低下させ、危機が過ぎ去るのをじっと待つモードです。

その上の階層は、交感神経系が働きます。危機が迫ったときに、一時的に血圧や心拍を急激に高めて危機を乗り越えたり回避します。急に力を発揮することができますが、消耗が激しく長続きしません。

最上階は、腹側迷走神経系が働きます。他人とのつながりによって安全であることが感じられていて、血圧や心拍もちょうどよく調整され、リラックスしつつも高いパフォーマンスを発揮することができます。

この3階層は、上の階層が使われなくなると、下の階層が前面に出る、という仕組みになっています。

これを踏まえて先ほどの3つのパターンを見てみましょう。

①は、社会とのつながりが感じられていて、起き上がるために最適な体がつくられています。その社会とのつながりに問題が生じたり、自分の社会的な立場が危うくなると、腹側迷走神経系が働かなくなり、交感神経系が前面に出ます。

②のように、「よし！」と気合を入れて起き上り、戦闘態勢に入るような朝です。これはこれで、朝起きられますし、仕事に向けて緊張感も高まりますが、**エネルギーの消耗が激しいので長くは続けられません**。特に、職場の人間関係で嫌がらせを受けてしまったり、接客で厳しい立場に立たされる、ネットで誹謗中傷を受けるなどしていると、立ち向かっていたはずなのに、突然、体が動かなくなります。交

感神経活動が疲弊して働かなくなり、生命維持を最優先する背側迷走神経系が前面に出たのです。

これは、**フリージング現象**と呼ばれ、昆虫などで見られる死んだふりと同じ現象で、原始的な危機回避のモードです。こうなると、一定期間は極端な低代謝状態になり、体の動きも少なく、気力も湧きません。

さて、リモートワークになり、③のパターンになってしまったという相談が多く寄せられるようになりました。出社していたときには②になっていたことに自覚はなく、その負担が限界になっていたところで出社しなくてもよくなったことで③が発動したのです。

③にはさらに2種類あります。**罰を受けることを恐れてフリージングする場合と、過度に安全が保障されてフリージングする場合**です。出社していたときに起きられなくなったという人は、「遅刻すると怒られるから朝起きる」という設定になっていて、その罰を恐れてフリージングしています。リモートに切り替わったら起きら

れなくなったという人は、「もう職場に行かなくていい」という安全が保障されてフリージングしています。

どちらの設定も、**長らく②のパターンになっていたことが問題**です。私たちが、朝スッキリ目覚めて、思い通りの1日を過ごすには、①の設定をつくる必要があります。

◐雑談で脳を正常化させる

そもそも、なぜ②のパターンのように、朝から戦闘態勢になってしまうのか。それを知ることが、フリージングの解決策になります。

自分がしていることが誰かの役に立っているのを見たり、誰かがしてくれたことで自分が助けられる、というように、社会の中での自分の位置づけが感じられることを、**ソーシャリゼーション**と呼びます。これが①のパターンの基になっています。

私たちには、仕事や家庭、人間関係でソーシャリゼーションがつくられることが必要なのです。

リモートワークが導入され、極端に変化したことが1つあります。それは、雑談が少なくなったことです。雑談は、用件とは関係のない話で、無駄話のようですが、他者の体験や考え方を聞く貴重な機会です。なぜ貴重かというと、その**雑談によって、腹側迷走神経系が働く**からです。

他人とのとるに足らない話は、自分の体験を脳の中で再評価する機会を与えてくれます。私たちが抱く感情は、心拍などの体の感覚と、それを解釈する文化や考え方でできています。ドキドキした、という現象は同じですが、それを「緊張してきた」と解釈すれば、プレッシャーになりますが、「ワクワクしてきた」と解釈すれば、やる気になります。

この感覚を再評価することは、訓練すれば意図して行うことができ、メンタルトレーニングとしてビジネスパーソンやアスリートのパフォーマンス向上のために導入されています。

雑談をすると、自分とは違う考え方や自分が使わない言葉を仕入れられます。すると、自分が得た感覚、例えば心拍の上昇を、別の言葉で再評価することができるようになります。これによって、感情の幅が広くなり、物事を見るときの視点の切り替えができるようになります。たとえ、自分の仕事が、誰にも感謝されないような孤独な作業の繰り返しだったとしても、それを捉え直すことで、ソーシャリゼーションを獲得することができるのです。これは「働きがい」「生きがい」を自ら見出すということです。

朝起きて、その日の活動をスタートさせるには、**ソーシャリゼーションの獲得が必要で、そのためには、他者から言葉や文化や考え方を仕入れる必要があります。**何気ない他者とのやりとりが得られ難い世の中ですが、努めて確保していくことが、よりよい生活への最善の道です。

おわりに

この10年で、本当にたくさんの方々の睡眠改善に立ち会わせていただきました。その中で、睡眠が改善するための条件がわかってきました。これらは、私が外来やセミナーでお話しするときに、特に意識して行っていることです。最後にこの睡眠改善の条件をご紹介したいと思います。

◎面白いと思えること

まずは、睡眠そのものに興味をもってもらえることです。睡眠の話というと、眠れないときの不安や、ベッドの中でぐるぐる考える悩み事、途中で目覚めてしまったときの挫折感など、ネガティブなことが多いです。往々にして、「眠ることもできない」自分を責めてしまうことがあります。

しかし、不安や焦りが、ただの脳の反応であって、自分の問題ではないことがわかると、「面白いですね」という反応をされます。

例えば、寝つけないときは脳を目覚めさせるノルアドレナリンが減っていない。ノルアドレナリンは、外敵に注意を向けて警戒するために脳を覚醒する役割をもつ物質で、警戒する反応で不安や焦りの感情がつくられる。私たちが不安になるのは、何かの刺激に対して警戒しているから。では、その刺激とは？　実は就寝前に見ていたスマホの動画が刺激になっていた。

このように、仕組みがわかると「なんだそんなことか」と思えて、自分が眠れるように頑張るのではなく、自分の脳が眠りやすい環境を用意してあげよう、と考えることができるようになります。

◎見通しが立つこと

睡眠の悩みが絶えないのは、覚えていない現象だからです。自分ではどうにもできない、今晩どうなるかわからない、という先行きの見えない状況が、私たちを不安にさせます。

ですから、見通しを立ててしまえば、不安は遠ざけられます。

睡眠のリズムは、いきなりガラッと改善したりはしません。生体リズムの性質上、段々と割合が変わりながら変化していきます。

例えば、朝まで眠れない日が週3日ほどあったとして、それが2週間に3日になり、1カ月に3日になり、半年に3日になる。辛い日があることは変わりないですが、登場する割合が変わっていくのです。

眠れなければベッドの外で過ごし、翌日は寝不足でも日中頑張って眠らずに過ごせば夜にすごく眠くなるので、そうしたら朝まで眠れる。この対策が立っていれば、寝つけなくても「ああまたこれか」と淡々と行動するだけです。

「また眠れない日がくると言われていたので、朝まで眠れなかった日も冷静に対処できました」

このようにお話しいただければ、もう睡眠外来は卒業です。

◎パターン化できること

睡眠の悩みの中には、「不摂生に対する罪悪感」というものがあります。

「良くないとわかっているのにだらだらと動画を見ていて朝に眠ると、昼過ぎに起きたときにひどい罪悪感があります」

この罪悪感の背景には、「道徳的、倫理的に睡眠を正しくとる義務がある」というような思考があります。両親や学校の先生の言葉、またはメディアによってつくられた考えだと思います。これはきっぱりと変えましょう。睡眠は、自分を快適にするための行動です。

動画を見てしまった、ゲームをしてしまった、とお話しされたときに、私は「楽しめました？」と聞きます。見たいならば楽しもうと決めて、それをパターンAにする。さっさと0時に眠る日をパターンB、夜に仕事をして2時に眠る日をパターンCにすると、交代勤務のようなスケジュールがつくられます。これを自分で組み合わせて生活すれば、罪悪感は起こりません。

楽しみたいことは楽しみましょう。そして、眠ることも楽しめるようにしてしまいましょう。

◎自分の行動の理屈がわかること

「夜暗い部屋でのんびりするのが好きでなんとなくやっていたんだけど、メラトニンが増えるとわかって、俄然やる気になりました」

企業セミナーでは、「自分がやっていたことの意味がわかった」という感想が多いです。新しい習慣をつくることは難しいですが、すでにやっている習慣の意味が再評価されれば、生活を変えなくても済みます。再評価されたことで、同じ行為に対しても臨み方が変わりますし、何より継続できます。

「朝の光を浴びる」「アロマキャンドルで入浴する」「海外からメラトニンサプリを個人輸入している」これらの話がメラトニンリズムとして結びつけば、一連の行動として実行することができます。

情報の背景を理解すれば、情報に踊らされず、すべての情報を有意義な情報として再評価することができます。

◎自分で改善できた感覚をもつこと

これが一番重要な条件です。私は、睡眠外来では「おかげさまで眠れるようになりました」と言われたら「失敗した」と反省します。なぜなら、「あなたのおかげで」という思考で行動した場合、またトラブルが起こったときに「治してもらおう」と思考しがちだからです。

目指すは、自分の力で睡眠を改善したという実感をもっていただくことです。自分で変えられたという実感があれば、睡眠は、自分次第でどうにでもできるものに位置付けられ、睡眠が乱れることへの不安が起こりません。

そして、自分で変えられたと思えた人は、睡眠改善の行動を「前からやっていたこと」と考えるようになります。常識のレベルになるのです。

私は、睡眠の法則が、日本中の人の常識レベルになるように、これからも活動をしていきます。みなさんが、自分を知ること、自分の力を引き出すことの面白さを感じていただけたら、リハビリテーションの専門職として、これほどうれしいことはありません。

井上雄一，林光緒（編）『眠気の科学』（2011年／朝倉書店）

Hayashi M et al “Recuperative power of a short daytime nap with or without stage 2 sleep” Sleep28 (2005) 829-836

Fushimi A, et al “Pattern of slow wave sleep in afternoon naps.” Sleep Biol Rhythms6 (2008) 187-189

Morris M et al “Sleep-on set insomniacs have delayed temperature rhythms.” Sleep13 (1990) 1-14

安保徹『40歳からの免疫力がつく生き方』（2010年／静山社）

太田成男『ミトコンドリアの新常識』（2011年／NHK出版）

山仲勇二郎ほか『ねむりと医療』3 (2)：65-71「睡眠障害がからだに影響を及ぼすメカニズム」（2010年）

岩田誠『作業療法』25 (6)：492-496「芸術を創る脳内コミュニケーション」（2006年）

山鳥重『OTジャーナル』27：57-62「高次脳機能障害の理解のために－理解のためのいくつかの鍵概念－」（1993年）

Borbely, A et al “The two-process model of sleep regulation:areappraisal.” J.SleepRes.25, (2016) 131-143

Van Cauter E, et al : “Modulation of glucose regulation and insulin secretion by circadian rhythmicity and sleep. “J Clin Invest. 88 (1991) 934-942

【参考文献】

ラッセル・フォスターほか『生物時計はなぜリズムを刻むのか』(2006年/本間徳子訳/日経BP社)

日本睡眠改善協議会編『基礎講座睡眠改善学』(2008年/ゆまに書房)

『新生理科学体系』「生体リズム」(1987年/医学書院)

永井洋一(選)『セラピストのための基礎研究論文集(4)』「人間行動と皮質下機能」(2002年/協同医書出版社)

有田秀穂『神経内科』72(1):21-27「セロトニン神経系とリズム運動」(2010)

北浜邦夫『脳と睡眠』(2009年/朝倉書店)

ジェニファー・アッカーマン『からだの一日』(2009年/鍛原多恵子訳/早川書房)

Aston-Jones G, et al "Locus coeruleus and regulation of behavioral flexibility and attention." Prog Brain Res 126 (2000) 165-182

堀忠雄『快適睡眠のすすめ』(2000年/岩波新書)

大塚邦明『体内時計の謎に迫る』(2012年/技術評論社)

上田泰己『時計遺伝子の正体』(2011年/NHK出版)

Stahl ML et al "Postprandial sleepiness: objective documentation viapolysomnography." Sleep6 (1983) 29-35

Carskadon MA "Multiple sleep latency tests during the constant routine." Sleep15 (1992) 369-399

Garbarino S et al "The contributing role of sleepiness in highway vehicle accidents." Sleep24 (2001) 203-206

〔著者紹介〕

菅原洋平（すがわら・ようへい）

作業療法士。ユークロニア株式会社代表。

アクティブスリープ指導士養成講座主宰。

1978年、青森県生まれ。国際医療福祉大学卒。国立病院機構にて脳のリハビリテーションに従事したのち、現在は、ベスリクリニック（東京都千代田区）で薬に頼らない睡眠外来を担当する傍ら、生体リズムや脳の仕組みを活用した企業研修を全国で行う。その活動は、テレビや雑誌などでも注目を集める。

主な著書に、14万部を超えるベストセラー『あなたの人生を変える睡眠の法則』、12万部突破の『すぐやる！行動力を高める科学的な方法』など多数。


朝昼夕１分、誰でもすぐできる！

あなたの人生を変える睡眠の法則2.0

2023年3月21日　初版第1刷発行

著者　菅原洋平
発行人　石井　悟
印刷所　大日本印刷株式会社
製本所　新風製本株式会社

発行所　株式会社自由国民社
〒171-0033　東京都豊島区高田3-10-11
03-6233-0781　（代）

カバーイラスト　福士陽香
カバーデザイン　JK
本文デザイン＆DTP　㈲中央制作社

編集協力　稲垣麻由美　企画のたまご屋さん
編集担当　井上はるか(自由国民社)